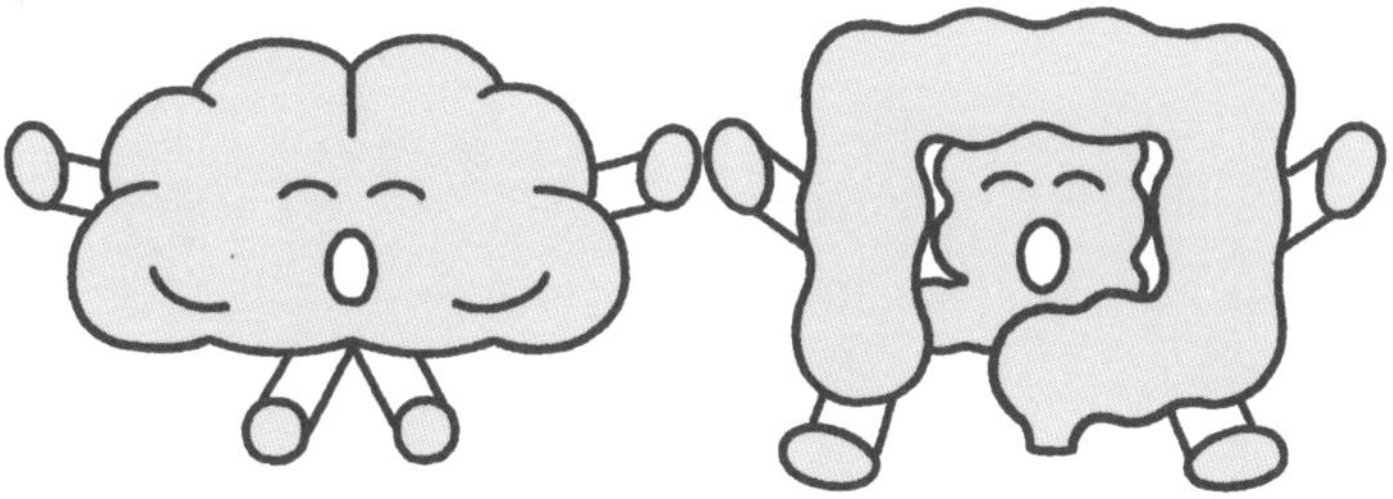

かんたん！おいしい！

# 腸が整う まいにちスープ

mainichi soup

国立長寿医療研究センター
もの忘れセンター
佐治直樹＝監修

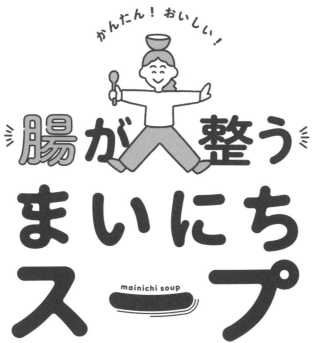

ナツメ社

# はじめに

からだの〝おそうじ〟や〝さびどめ〟と聞くと、一体どんなことをするのだろうと思うでしょう。

最近、〝腸活〟という言葉を耳にします。脳と連携している腸の役割もクローズアップされています。最新の研究によって、腸内細菌が全身の健康状態に大きく影響していることが明らかになりました。この腸内細菌の活躍ぶりについては1章で解説しています。腸内細菌のバランスを整えるには、腸の〝おそうじ〟がとても重要なのです。

からだにさびがたまるしくみや原因、そしてたまったさびがどんな悪さをするのか、こうした疑問については2章で詳しく解説しています。確かなのは放っておくといずれ健康がおびやかされるということです。

中高年になると増えてくる高血圧や糖尿病などの生活習慣病、がん、さらには認知症に至るまで、からだにたまるさびが深く関係しています。しかも、一度からだについたさびは除去できません。ただし、活性酸素によって傷ついた細胞やＤＮＡを修復する機能は備わっているため、体内の酸化をできるだけ抑えて、それ以上さびが増えないようにするしかありません。その手立てが〝さびどめ〟です。

では、〝おそうじ〟や〝さびどめ〟のために何をすればよいのか。やはり食事からのアプローチが最も重要です。人のからだは食べたものでつくられているからです。

本書では、〝おそうじ〟や〝さびどめ〟におすすめの食材を〝スープ〟でとることを提案しています。食事は毎日のことですから、効果があって、なおかつ続けやすいことがポイントです。紹介するスープのもとを使えば、手軽に必要な栄養成分を効果的にとることが可能です。なにかと忙しい現代人には、スープなら毎日続けやすい習慣になるはずです。

健やかな心とからだを維持するために、さっそく今日から〝おそうじ＆さびどめ〟スープを始めてみましょう。

国立研究開発法人国立長寿医療研究センター　もの忘れセンター
佐治直樹

Contents

3章

# 〝おそうじ〟と〝さびどめ〟におすすめの食材

# 1章

# おそうじ＝腸内環境を整えることが必要な理由

# 脳と腸は互いに影響し合う「脳腸相関」の関係にある

人のからだにおいて、脳が重要な役割を果たしているのは誰もが知るところです。けがなどで脳が大きく損傷されたり、病気に侵されたりすると命にかかわりますし、からだのさまざまな機能が障害されることからも脳の役割の大きさがわかります。

一方、腸はというと消化・吸収・排泄を担う消化器官のひとつであることは知っていても、それ以外の働きはあまり知られていません。そのため、頭とおなかという離れた部位にある脳と腸が互いに影響し合っているとは想像しがたいのですが、私たちが思っている以上に深い関係があるようです。

## 緊張やストレスがあると「おなかにくる」のには訳がある

脳と腸が互いに影響し合っていることを「脳腸相関《のうちょうそうかん》（または腸脳相関）」といいます。

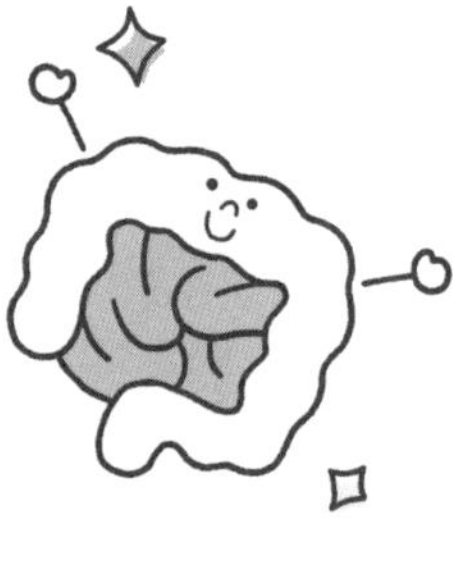

一体どんな状態なのかわかりくいかもしれませんが、身近な例として、みなさんにはこんな経験があるのではないでしょうか。

例えば、緊張するとおなかが痛くなるとか、仕事などで強いストレスがあるとおなかをくだしたりしたことがありませんか？　あるいは出張や旅行などでいつもと環境が変わると便秘になったことがある人もいるはずです。

このような「おなかにくる」という状態は、脳が感じた緊張や不安などのストレスが腸の働きに影響していることを示しています。

これとは逆に、食あたりなどで下痢をしていると腸の不調がストレスとして脳に伝わり、気分や感情に影響するのです。確かに下痢をしておなかの調子が悪いのに、気分爽快でやる気に満ちあふれている人はあまりいないでしょう。おそらく腸の炎症や悪さをしている病原菌などの情報がなんらかのルートを介して脳に伝わり、心の状態に影響しているためだと考えられています。

ほんの一例ですが、このように脳腸相関によって脳と腸は離れた位置にありながら互いに影響し合っているのです（図1）。

かつては、脳が全身のさまざまな機能をコントロールしており、脳が感じたストレスや刺激などが一方的に腸の働きに影響していると考えられてきました。

図1 脳と腸はつながっている！

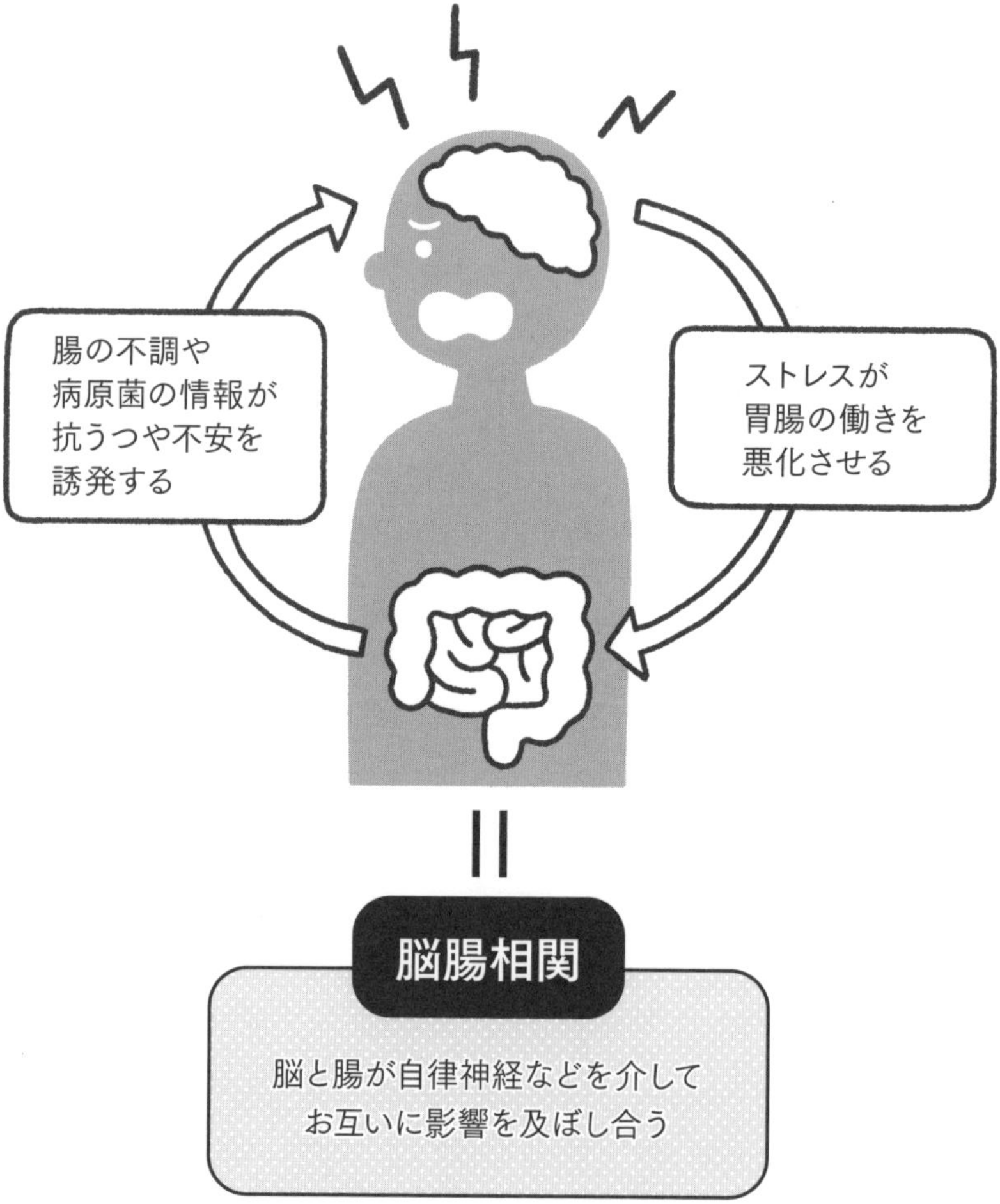
腸の不調や
病原菌の情報が
抗うつや不安を
誘発する
ストレスが
胃腸の働きを
悪化させる
脳腸相関
脳と腸が自律神経などを介して
お互いに影響を及ぼし合う

ところが近年の研究では、腸からも脳に大いに働きかけていることがわかってきたのです。腸には消化器官としての働きだけでなく、からだを外敵から守る免疫機能やホルモンを分泌する内分泌器官の役割もあります。しかも腸管には脳に次いで非常に多くの神経細胞が存在し、「第二の脳」と呼ばれることもあるほどです。

さらに、脳と連携している神経ネットワークだけでなく、腸は独自の神経ネットワークシステムを築いており、脳からの指令がなくても活動するしくみを備えています。私たちが思っている以上に腸はすごい臓器なのです。

そして最新の研究によると、脳腸相関における重要な役割を担っているのが「腸内細菌」であることがわかってきました。脳や腸ならまだしも、腸内細菌となるとまさかと思うかもしれませんが、研究技術の進歩によって腸内細菌を詳しく調べられるようになったことから新たな事実が判明しつつあるのです。

## 腸内細菌は気分の落ち込みや幸福感など心の状態にも影響する

脳腸相関と腸内細菌の関係が注目されたきっかけとなる実験は、以前から行われていました。腸内細菌をもたないマウスを使った実験です。その実験によると、腸内細菌がいないマウスは腸内細菌をもつマウスと比べて長生きするというのです。このことから腸内細菌と病気の発生には、なんらかの関連があると考えられます。

では、腸内細菌をもたないようにすれば元気に長生きできるかというと、そう単純ではありませんでした。

腸内細菌がいないマウスには思いがけない弱点があったのです。ストレスに極端に過敏な反応をすることです。

九州大学大学院の須藤信行博士らは、腸内細菌をまったくもたない無菌のマウスと通常のマウス、ビフィズス菌やバクテロイデス属の細菌（健康状態によっては病気を引き起こすことがある細菌）など特定の腸内細菌だけをもつマウスを用いて、ストレスに対する反応を調べる実験を行いました。

その結果、無菌マウスは通常のマウスよりもストレスに過敏に反応することがわかりました。また、バクテロイデス属の細菌をもつマウスも無菌のマウスと同じくらいにストレスに敏感に反応しました。一方、ビフィズス菌をもつマウスは通常のマウスと同程度の低い反応にとどまったのです。

さらに、無菌マウスは通常のマウスと比較して、ストレスを与えられたことで副腎皮質ホルモンやコルチコステロンといった、いわゆるストレスホルモンの分泌が高まっていることが確認されました。[*1]

一方、無菌マウスにビフィズス菌を移植したところ、これらストレスホルモンの分泌亢進が、通常のマウスと同じレベルの反応にまで減っていることがわかりました。つまり、ビフィズス菌は過剰なストレス反応を腸脳相関で介することで抑制することが示されたのです。腸内細菌が精神状態に大きく関連していることが証明されたということですね。

マウスによる研究だけではありません。うつ病の患者さんの腸内細菌と健康な人の腸内細菌を比較した研究も行われています。それによると、うつ病の患者さんと健康な人の腸内細菌には、菌の種類や割合に違いがあることがわかりました。このことから、腸内細菌が気分の落ち込みなど心の状態にも関係していることが示されたのです。また、腸内細菌の種類が抗うつ薬の有効性とも関連があるという報告もあります。今後、腸内細菌の遺伝子や細菌の代謝産物を詳しく解析することで、うつ病と腸内細菌の関係がさらに明らかになることが期待されています。

ところで、うつ病には脳内の神経伝達物質のひとつ、「セロトニン」の分泌が少ないことが関係していますが、このセロトニンの産出にも腸内細菌がかかわっていることがわかっています。

セロトニンは「幸せホルモン」とも呼ばれ、リラックスや幸福感などをもたらす働きがあります。また、喜びや快楽を感じさせる「ドパミン」、恐怖や驚きを感じたときに分泌される「ノルアドレナリン」、からだを活発に動かすときに分泌される「アセチルコリン」など、ほかの神経伝達物質の量を調節して心を安定させる働きにも関与しています。セロトニンは心の状態を良好に保つのに欠かせない存在なのです。

このセロトニンは腸内で必須アミノ酸のトリプトファンからつくられていますが、トリプトファンの代謝にも腸内細菌が関係していることが明らかになったのです。

うつ病のほかに、パーキンソン病や自閉スペクトラム症などにも腸内細菌の代謝物が関連しているという報告もあります。[*2] このことからも脳腸相関、そして腸内細菌の存在が私たちの心身の健康状態において無視できないどころか、かなり重要な役割をもっていることがわかります。

## 脳と腸はどうやって連絡をとり合っている？

脳腸相関において腸内細菌がカギを握っていることはわかりました。では脳と腸はどうやって情報をやり取りしているのでしょう。

さきほど述べたように腸管には非常に多くの神経細胞があるため、脳との連絡に神経系のルートが使われていることは確かです。なかでも重要と考えられているのが、脳と腸を結ぶ「迷走神経」です。

迷走神経とは、その名のとおり複雑にはりめぐらされており、全身のさまざまな末梢器官に分布している神経です。脳から末梢へと情報を伝達する下行性の神経と、末梢の器官から脳へと情報を伝達する上行性の神経に大きく分けられています。脳と腸はこの迷走神経を介して密接に連絡をとり合っているのです。

連絡ルートは神経系だけではありません。腸にはもともと免疫機能やホルモン分泌などの内分泌系の働きもあるため、このしくみを介したルートも存在します。

免疫系ルートでは、腸内細菌の情報が免疫細胞からつくられるサイトカイン（生理活性物質）を介し、脳に情報が伝えられているとみられています。

また、ホルモンを介する内分泌系のルートでは、ストレスなどによって分泌されるホルモンの種類や量が変化すると、その影響が腸内細菌にもおよぶのではないかと考えられています。

さらに、腸内細菌によって生み出される代謝産物を介したルートもあります。腸内細菌そのものではなく、代謝物にともなう情報が腸から脳へ、あるいは脳から腸へと伝わっていると考えられています。

# ひとくちに「腸内細菌」といっても種類はいろいろ

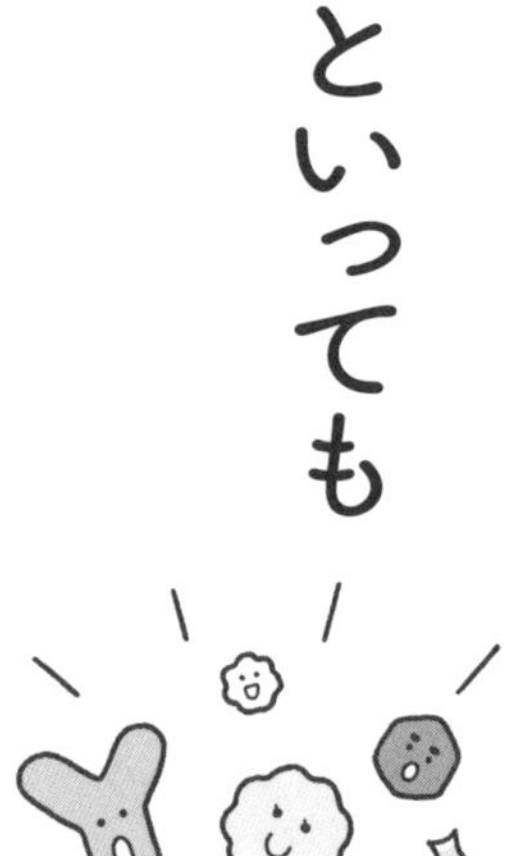

私たちの健康状態には腸内細菌が想像以上に関係しているようです。では、その腸内細菌にはどれくらいの種類や数があるのでしょう。

一般に、ヒトの大腸内には約１０００種類以上、およそ１００兆個もの細菌が生息しています。腸には免疫の働きもあるので、本来なら異物である細菌は免疫システムで排除されるはずですが、腸内細菌は免疫寛容《めんえきかんよう》というしくみによって免疫反応をのがれて生息することができているのです。

腸内細菌は、細菌の種類ごとに集まって腸の壁に張りついています。この状態を「腸内フローラ」とか「腸内細菌叢《ちょうないさいきんそう》」といいます。

腸内細菌はその働きによって３つのグループに分けられています。よく耳にするのが「善玉菌」と「悪玉菌」です。そしてもうひとつが善玉でも悪玉でもない「日和見《ひよりみ》菌《きん》（中間菌）」です。日和見菌は3つのうち最も数が多く、健康状態や腸内の状況によって善玉菌の味方をすることもあれば、悪玉菌の味方になることもあります。

それぞれの主な菌種と働きは次のとおりです。

**①善玉菌**

ビフィズス菌や乳酸菌（アシドフィルス菌）、フェカリス菌などがあります。オリゴ糖などの糖分や食物繊維を餌にして発酵し、乳酸や酪酸《らくさん》、酢酸《さくさん》などを産出して腸内を弱酸性の環境に保ち、悪玉菌が増えるのを抑えます。悪玉菌はアルカリ性の環境ですと繁殖して有害物質を産出するため、これを防ぐのに役立ちます。

また、善玉菌には腸内でビタミン$B_1$・$B_2$・$B_6$・$B_{12}$・K、ニコチン酸、葉酸などのビタミンをつくる働きがあります。アレルギーの原因物質を抑える働きもあり、アレルギー性疾患の改善にも役立つことが期待されています。

**②悪玉菌**

ウェルシュ菌、大腸菌（毒性株）、ブドウ球菌などがあります。悪臭のもとになるガスや有害な腐敗物質を生成します。悪玉菌は、肉類などのたんぱく質や脂質が多い食事、不規則な生活習慣、ストレス、便秘などの要因があると増えやすくなります。

悪玉菌が増えると、便秘や下痢、ガスがたまるなどの便通に関する不快な症状や肌あれなどの原因になります。

### ③日和見菌

連鎖球菌《れんさきゅうきん》や大腸菌（無毒株）などがあります。健康状態によって善玉菌・悪玉菌のどちらにもなり、病気のときやからだの抵抗力が落ちているときには日和見菌が有害な働きをすることもあります。

善玉菌、悪玉菌、日和見菌の3つの腸内細菌は、出産時に母親から受け継ぎます。赤ちゃんがとり込んだ細菌は、腸内で増殖します。生後数日で腸内細菌は安定し、離乳期以降は成人とあまり変わらない菌数になります。

腸内細菌は善玉菌2割、悪玉菌1割、日和見菌7割の割合でバランスよく存在すると健康上好ましいといわれていますが、このバランスは人によってそれぞれです。また、日々の体調や食事などによっても変化します。

## 食べるものや地域によって腸内細菌は大きく異なる

腸内細菌には人種や住んでいる地域、加齢、食事や生活環境、薬剤などの要因が影響しています。特に食べ物は口から入るだけに直接的な影響が大きいといえます。例えば、肉をよく食べる人であればそのたんぱく質を利用する菌が増え、野菜やくだものをよく食べる人なら食物繊維や糖質を利用する菌が増える傾向があります。

食習慣による腸内細菌を比較した研究もあり、それによると肉類や脂質が多い西洋食をよく食べる人は腸内細菌の多様性が低く、日和見菌が増えます。そしてビフィズス菌や乳酸菌などの善玉菌が減少しています。肥満や2型糖尿病、結腸がんとの関連があることもわかっています。

一方、地中海食のように野菜やくだものが多く、乳製品や肉類よりも魚を多食し、オリーブ油や豆類・未精製の穀類などをよくとる人はビフィズス菌や乳酸菌などの善玉菌が多く、心血管系の病気や肥満のリスクが少ないといわれています。

では、気になる日本人の腸内細菌はどうなっているのでしょう。

日本人は昔から魚介やのり、わかめなどの海産物をよく食べてきた人種であるため、海産物由来の腸内細菌をもつという特徴があります。また、食物繊維の発酵による善玉菌が多く、そのおかげで悪玉菌が比較的少ないことがわかっています。

ちなみに同じアジア人で地理的に近いものの中国人の腸内細菌とは似ておらず、日本人は独特の腸内細菌をもっているといわれています。日本では昔からみそ、納豆、しょうゆ、漬け物、甘酒《あまざけ》など麹や菌を利用した発酵食品が数多くあり、それらを常食してきたことが腸内細菌にも影響していると考えられています。

食生活や人種・地域のほかにも腸内細菌に影響する要素があります。現代人の腸内細菌に最も影響をおよぼしているのが薬剤だといわれています。感染症などにかかったときに使われる抗菌薬（抗生物質）が腸内細菌に影響することはよく知られていますが、それだけではありません。

東京医科大学消化器内視鏡学分野の永田尚義准教授らのグループによる研究では、消化器疾患や糖尿病、循環器疾患、呼吸器疾患の治療薬など、さまざまな薬が腸内細菌の種類やバランスを変化させていることがわかっています。特に、胃潰瘍の治療薬として用いられるＰＰＩ（プロトンポンプ阻害薬）、糖尿病治療薬のαグルコシダーゼ阻害薬は影響力が大きいことが報告されています。

日本では、高血圧や糖尿病など複数の持病によって多種類の薬を服用してポリファーマシー（のむ薬が多いことが患者さんに生じる好ましくないできごとやのみまちがいなどにつながる）の状態にある人も少なくありません。高齢者では多剤併用の人が多く、腸内細菌のバランスが崩れやすい年齢だけに薬の影響も懸念されます。

もちろん病気の悪化や進行を防ぐためには薬が不可欠ですが、腸内細菌に少なからず影響していることも事実です。薬を服用している場合は多剤併用の害を防ぐだけでなく、腸内細菌への影響も考慮して薬を見直したり、食事で腸内環境を整える工夫を

## 図2 年齢による腸内細菌の変化

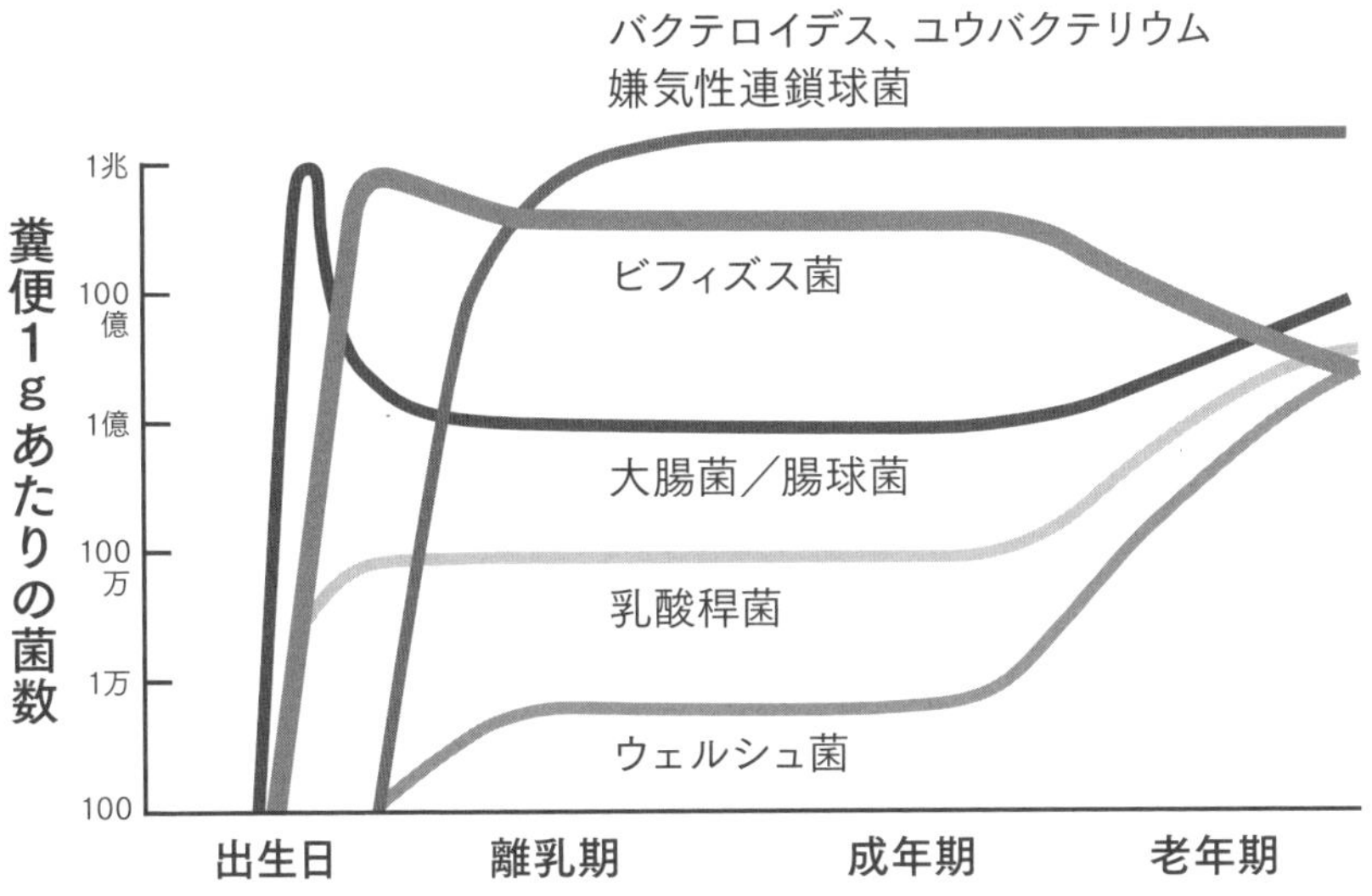


（『腸内菌の世界』光岡知足著／冬至書房新社より改変）

したりすることも必要なのかもしれません。

### 腸内細菌は年齢によって種類が変化していく

腸内細菌は、加齢によっても変化することがわかっています。図2のグラフにあるように、老年期にさしかかるころから善玉菌のビフィズス菌がガクンと減少する一方、ウェルシュ菌や大腸菌などの悪玉菌が急激に増えており、腸内細菌のバランス的に好ましくない状況になっています。このように腸内細菌の種類が変化し、バランスが乱れると健康面に影響が出ます。

実際、動脈硬化や大腸がん、アルツハイマー型認知症、パーキンソン病など加齢にともなって増える病気に関連する物質の代謝に腸内細菌がかかわっていることが明らかになっています。特に高齢者人口が増えている日本では、認知症と腸内細菌の関連が大いに注目されています。

# 腸内細菌を調べてみたら認知症との関連が明らかに

２０１６年ごろから腸内細菌と認知症の関係を調べた臨床研究の結果が世界中で次々と報告されています。アルツハイマー型認知症の患者さんに生菌製剤を用いたところ認知機能が改善されたとか、アルツハイマー型認知症の患者さんの腸内細菌は多様性が乏しい、ディスバイオーシス（腸内細菌叢の異常）が免疫細胞を介して脳に悪影響を及ぼしているといったものです。

日本でも国立長寿医療研究センターのもの忘れ外来を受診した患者さんを対象に、認知機能検査、頭部ＭＲＩなどの検査と便中の腸内細菌を解析するという研究が行われています。その研究で腸内細菌と認知症には関連があることがわかってきました。

現段階では、腸内細菌が認知症に影響するのか、それとも認知症であることで腸内細菌に影響がおよんだのかは明らかになっていませんが、なんらかの相関関係がある

のは確かです。

## 認知症のある人とない人では腸内細菌のタイプが違う！

国立長寿医療研究センターのもの忘れ外来の患者さんを対象にした腸内細菌と認知症の調査では、腸内細菌をエンテロタイプⅠ〜Ⅲの3つに分類して調べました。主な細菌でいうと、エンテロタイプⅠはバクテロイデス、Ⅱはプレボテラ、Ⅲは種類不明の腸内細菌という区分です。

なお、エンテロタイプとは善玉菌、悪玉菌、日和見菌という分け方とは異なるもので、菌の構成が似ているものをグループにして定義したものです。エンテロタイプによっては4つ、または5つに分類されることもあります。ちなみにエンテロタイプⅠのバクテロイデス菌は、善玉菌にも悪玉菌にもなる日和見菌であることがわかっています。

では、認知症の有無によってエンテロタイプが異なるのかどうかを調べた結果はどうだったのでしょう。

図3にもあるように、認知症がない人ではエンテロタイプⅠのバクテロイデス菌が多く、認知症がある人ではエンテロタイプⅠが減っている一方、種類不明の腸内細菌

## 図3 認知症の人は種類不明の菌が多い

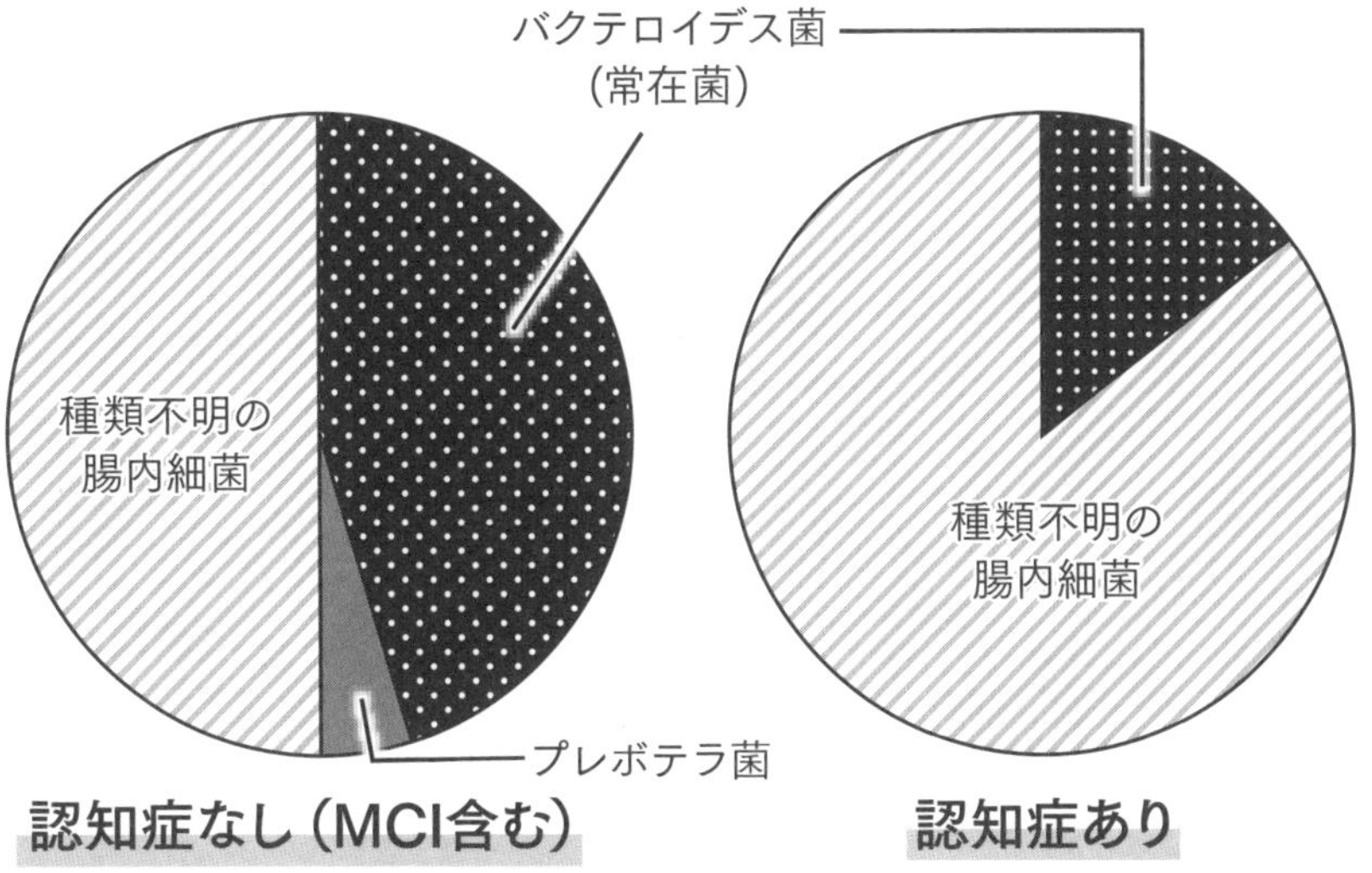


(Saji N, et al. Sci Rep. 2019)

が圧倒的に多いことがわかりました。

このように認知症の有無でエンテロタイプが違っています。

こうした腸内環境の差が、認知症の発症と何らかの関連があるのではないかと考えられています。

### 認知症前段階(軽度認知障害)から腸内細菌には変化が現れている

認知症はいきなり発症するわけではなく、軽度認知障害(MCI／Mild Cognitive Impairment)という前段階があります(→P74)。では、認知症の有無によって腸内細菌に違いがあるということは、軽度認知障害でも腸内細菌になんらかの変化が見られるかもしれません。

そこで、国立長寿医療研究センターのもの忘れ外来の患者さんを対象に調査が行われました。すると、軽度認知障害のある人は健康な人の腸内細菌と比べてバクテロイデス優位群が有意に多いことがわかりました。腸内細菌の変化が軽度認知障害との関連を約5倍も高めることが示されたのです。バクテロイデス菌は日和見菌のひとつで、よい作用に働くこともありますが、悪い作用を起こすこともあります。

認知症によって腸内細菌に変化が現れたのか、腸内細菌の変化が認知症に影響しているのかはまだわかっていませんが、このように腸内細菌は認知症と何らかの関連があることが示されました。

軽度認知障害の発症にはその人の環境や食生活、生活習慣病の病歴なども関係しています。したがって、食生活や生活習慣病の病歴などと組み合わせて腸内細菌を詳しく調べることで、将来、認知症のリスクを下げる要素が見つかるかもしれません。

さらに、腸内細菌と脳の画像変化を調べてみるとある傾向が見えてきました。ここでは、認知機能の低下につながる大脳白質病変に注目しています。

大脳白質病変とは、脳の深部の大脳白質が虚血《きょけつ》（血流が悪く、酸素不足に陥っている）になっている部分のことです。ＭＲＩによる画像検査を行うと、虚血が起こっている部分が白っぽく映し出されます。大脳白質病変は加齢によっても起こりますが、高血圧や糖尿病、喫煙などによって脳の動脈硬化が進むと拡大します。

この大脳白質病変の範囲が広がっていると、神経細胞が障害されて認知機能の低下につながります。そこでMRIで脳の画像検査を行い、大脳白質病変の広がり具合と腸内細菌の関連を調べたのです。するとやはり、大脳白質病変が拡大している人には腸内細菌のエンテロタイプIの割合が有意に多かったことがわかりました。

ほかにも、腸内細菌と心臓病など循環器疾患との関連も調べられています。循環器疾患がある人ではエンテロタイプIが減り、種類が不明な腸内細菌が占めるエンテロタイプⅢが多いことが明らかになっています。

## 腸内細菌からつくられる代謝産物も認知症に関係している

認知症と腸内細菌の関係を調べるうえで、もうひとつ注目されているのが腸内細菌そのものではなく、その代謝産物です。食事で摂取したたんぱく質や糖質、脂質などの栄養素は腸内細菌によって分解され、さまざまな代謝産物がつくり出されます（図4）。

例えば、クロストリジウム（ウェルシュ菌）などの悪玉菌は、インドールやp-クレ

図4 腸内細菌による代謝物質のちがい

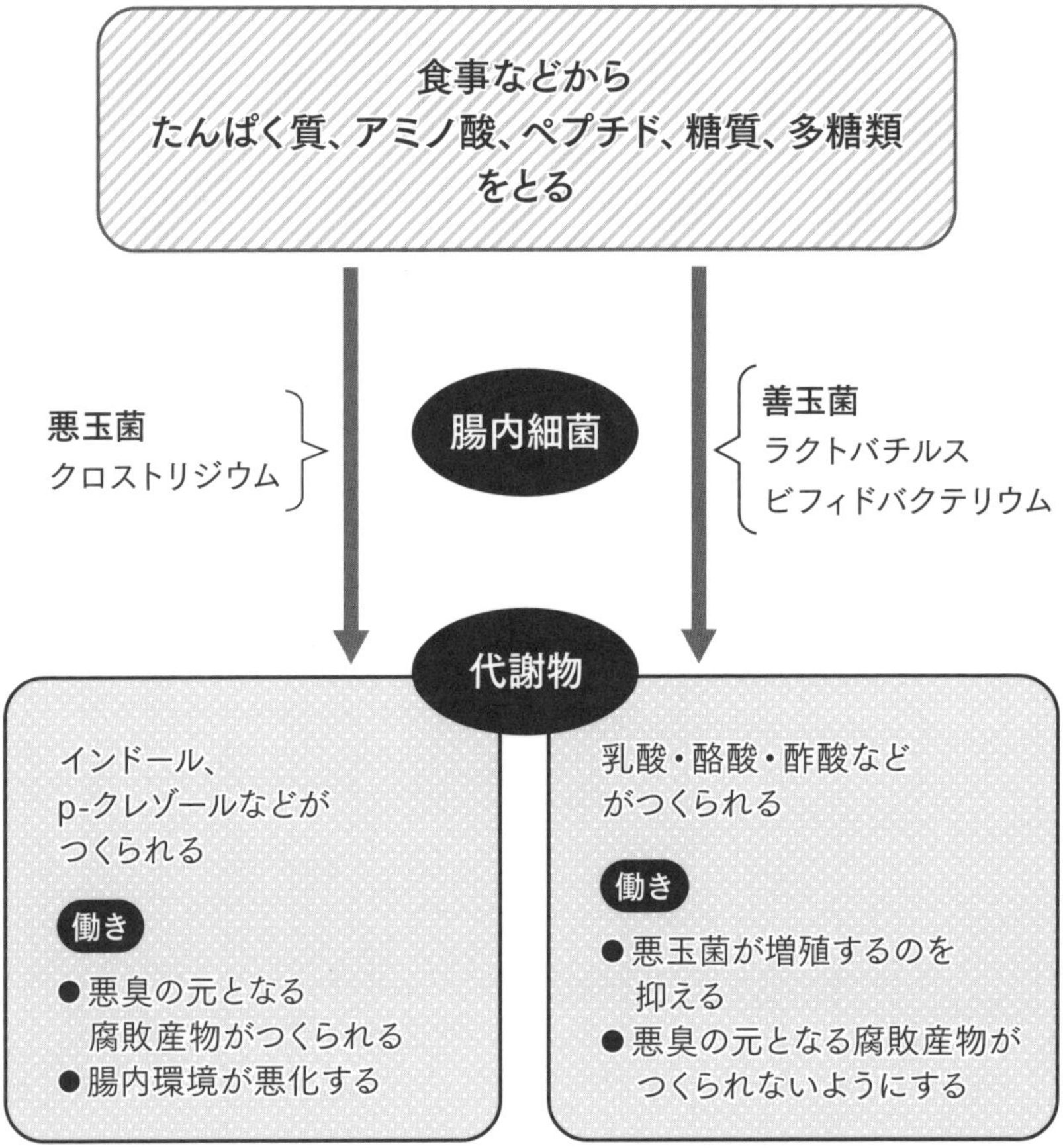
食事などから
たんぱく質、アミノ酸、ペプチド、糖質、多糖類
をとる
悪玉菌
クロストリジウム
腸内細菌
善玉菌
ラクトバチルス
ビフィドバクテリウム
代謝物
インドール、
p-クレゾールなどが
つくられる
働き
●悪臭の元となる
腐敗産物がつくられる
●腸内環境が悪化する
乳酸・酪酸・酢酸など
がつくられる
働き
●悪玉菌が増殖するのを
抑える
●悪臭の元となる腐敗産物が
つくられないようにする

(テクノスルガ資料より改変)

ゾールなどの悪臭のもとや腐敗につながる代謝産物をつくり、腸内環境を悪化させます。また、善玉菌のラクトバチルスやビフィドバクテリウムは乳酸や酢酸、酪酸など腸内環境を酸性に保って悪玉菌の繁殖を抑えるよい働きがあります。

このことから腸内細菌のつくり出す代謝産物の中に、認知症発症のリスクに関連するものがあるのではないかと考えられたのです。

国立長寿医療研究センターのもの忘れ外来では、認知症の患者さんを対象に腸内細菌の代謝産物についても調べました。

その結果、複数の代謝産物のなかでもアンモニア濃度が認知症のリスクを1・6倍高めていること、そして乳酸濃度が高くなると認知症のリスクが0・3倍に抑えられていることがわかりました。

乳酸は腸内でビフィズス菌や乳酸菌などの善玉菌が活発に働いていることによって生じるため、腸内環境の改善が認知症の予防に役立つことを示しています。

ほかにも、血中のアンモニア濃度が高くなると認知症やアルツハイマー病のリスクが高くなるとか、自閉スペクトラム症の子どもでは便中のアンモニア濃度が高いという研究もあり、腸内細菌の代謝産物も認知症となんらかの関連があるといえそうです。

## 腸内細菌由来のLPSも認知症に関係している?

腸内細菌の代謝産物のほかにも注目されている物質があります。「LPS（リポポリサッカライド）」といって、大腸菌などのグラム陰性桿菌《いんせいかんきん》と呼ばれる腸内常在菌の外膜に含まれている物質です。このLPSが腸内で増えると炎症を起こし、腸管のバリア機能を低下させます。こうした炎症が腸内細菌のバランスに影響し、前述したアンモニアやLPSなどが腸内で増え、脳腸相関によって自律神経や血液を介して脳に伝わり、悪影響をおよぼしているかもしれないというのです。

そして、認知症の発症にもLPSが関連している可能性が出てきました。

LPSが脳にもたらされ炎症を起こさせることで、アミロイドβ《ベータ》を脳神経細胞に蓄積させているのではないかと考えられているのです。

アルツハイマー型認知症では、脳にアミロイドβという特殊なたんぱく質が蓄積した老人斑《ろうじんはん》が増える特徴があります。それによって正常な脳神経細胞が死滅し、記憶をつかさどる海馬《かいば》を中心に次第に脳が萎縮し、アルツハイマー型認知症を発症します。

つまり、腸内からやってきたLPSが、アルツハイマー型認知症にも関係している可能性があることを示しています。

## 図5 LPSと認知機能の関連性

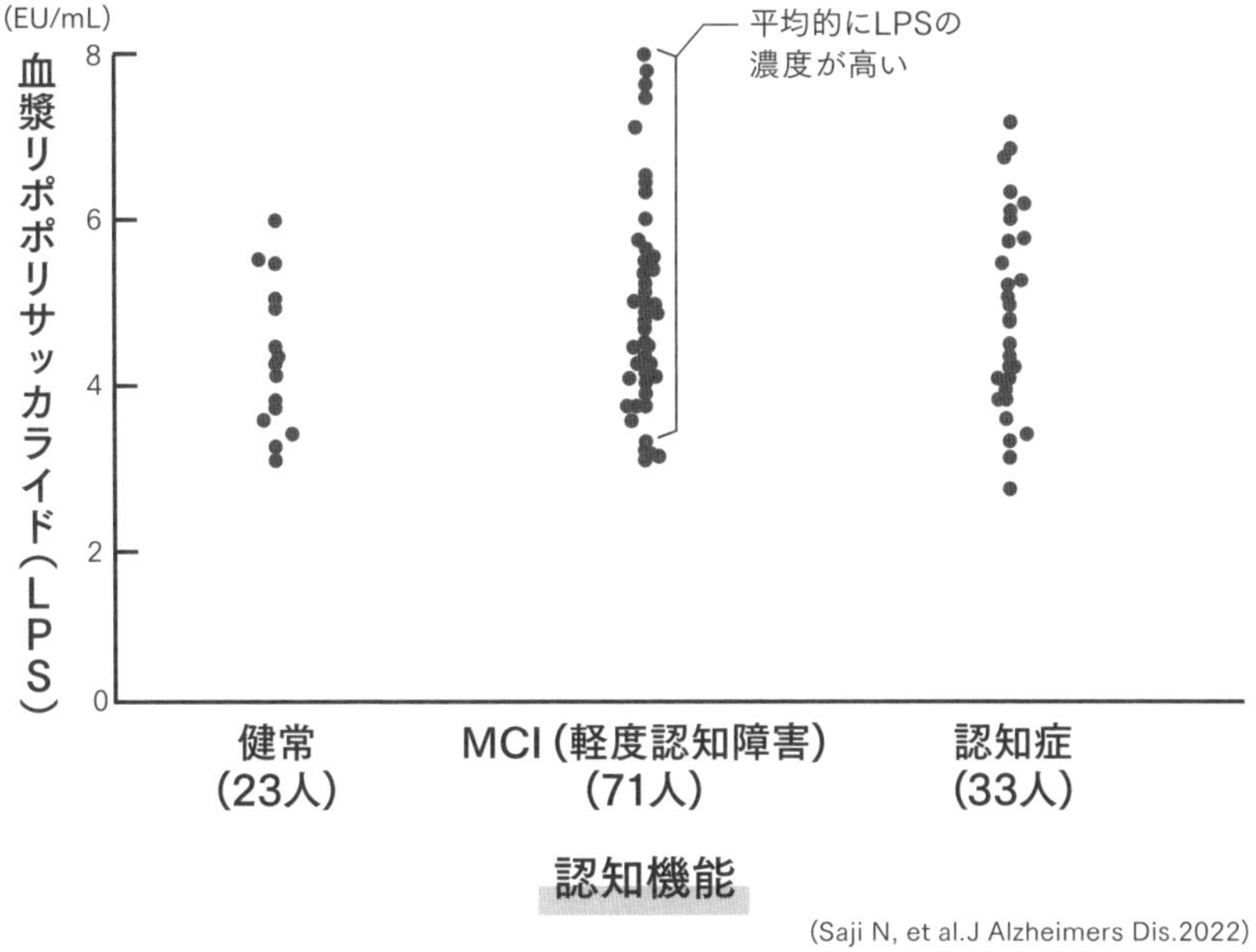


(Saji N, et al.J Alzheimers Dis.2022)

また、認知症の人と軽度認知障害のある人、健康な人の食事内容と血液中に含まれるＬＰＳ濃度を調べる研究も行われています。

その結果、軽度認知障害のある人では血液中のＬＰＳ濃度が高いことがわかりました（図5）。人のからだには無数の常在菌が存在していますが、数の多さでは腸内細菌が圧倒的ですから、血液中のＬＰＳ濃度は腸内細菌がおおもとになっていると考えるのが妥当です。つまり、腸内細菌由来のＬＰＳによる炎症が、認知症のリスクを高めていると考えられるのです。

ＬＰＳは脳小血管病との関係も注

目されています。

脳小血管病とは脳のＭＲＩ検査による異常所見で、ラクナ梗塞（脳の細い血管に起こる複数の小さな梗塞）や大脳白質病変（大脳白質の血のめぐりが悪くなり、酸素不足に陥ること）、脳の微小血管の出血（脳内の細い血管が破れて、少量の出血が確認された状態）、血管周囲腔の拡大（脳と血管の間に自然にすき間ができ、そこに血液などの水分がたまった状態）などのことです。加齢や高血圧などが危険因子であり、血管性認知症の主要な原因とされています。この脳小血管病がある人は、ＬＰＳの血中濃度が高いことがわかっているのです。脳小血管病も認知症と関連があるだけに、見すごせない結果です。

なお、ＬＰＳ濃度については食生活との関連も報告されています。ＬＰＳ濃度が高い人は魚介類の摂取量が少ないというのです。肉類などに多く含まれる飽和脂肪酸は血中のＬＰＳ濃度を高め、魚類に多く含まれる不飽和脂肪酸のＤＨＡ（ドコサヘキサエン酸）やＥＰＡ（エイコサペンタエン酸）などのｎ-３系脂肪酸はＬＰＳ濃度を下げるとされています。

ＬＰＳが認知症の発症と関連するなら、ＬＰＳ濃度に影響する食生活を見直し、改善することで認知症予防につながるかもしれません。

## 腸内細菌にアプローチすれば認知症を予防できる?!

認知症の患者さんと認知症でない人の腸内細菌のタイプに違いがあることや、脳の白質病変の拡大と腸内細菌の関連、また腸内細菌の代謝産物であるアンモニア濃度やLPSが認知症と関連が強いことなどから、認知症と腸内細菌との関係には脳腸相関による影響があることは確かです。

実際に、認知症の発症を抑えることを目的としたビフィズス菌の研究も進められています。

森永乳業株式会社では自社の研究グループにより、同社が保有するビフィズス菌株の中からアルツハイマー型認知症の発症を抑制する可能性があるMCC1274（ブレベ菌）というビフィズス菌を特定しました。そして、MCC1274を用いたさまざまな基礎研究やプレ臨床試験が行われ、認知機能が低下した人たちの認知機能改善作用が期待できることが明らかになったのです。

この結果を受け、さらなる研究が進められました。

軽度認知障害の疑いがある50歳以上80歳未満の80人を対象とし、MCC1274を16週間摂取したうえで記憶や視空間、構成などの認知機能を調べたところ、有意に向上したという結果が得られました。

高齢になると善玉菌のビフィズス菌は減少し、腸内細菌のバランスが乱れやすくなります。その対策としてビフィズス菌を積極的に摂取して腸内細菌のバランスを整えると、認知機能の改善に役立つ可能性があるということが示されたのです。

# 腸内細菌は睡眠の質や健康長寿にも関与している

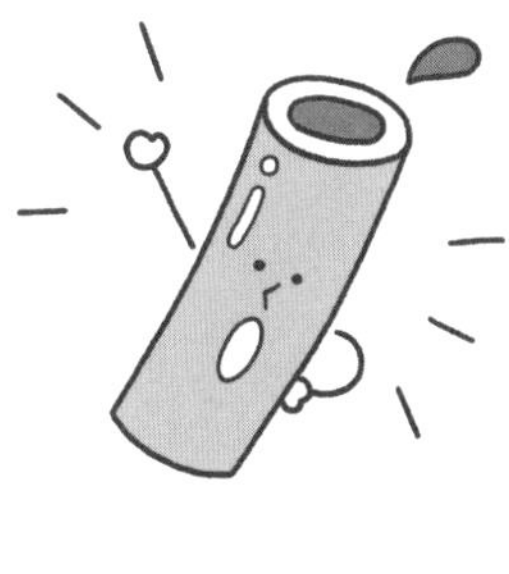

研究が進むにつれ、腸内細菌が人のからだのさまざまな機能にかかわっていることがわかりつつあります。幸福感やうつ病といった心の状態や認知症との関連も驚きですが、私たちがまだ知らない多くの秘密が腸内細菌にはあるのかもしれません。

## 日本人に多い睡眠に関する悩みも腸内細菌が解決するかも

睡眠は脳の働きによるもので、ヒトが生きていくうえで不可欠の要素です。脳腸相関によって脳と腸が互いに連携をとり合っているなら、もしかすると睡眠にも腸内細菌が関係しているかもしれません。

睡眠と腸内細菌に関する調査が、筑波大学国際統合睡眠医科学研究機構と慶應義塾大学先端生命科学研究所の研究グループによって行われました。

## 図6 腸内細菌叢がないマウスの昼夜の活動

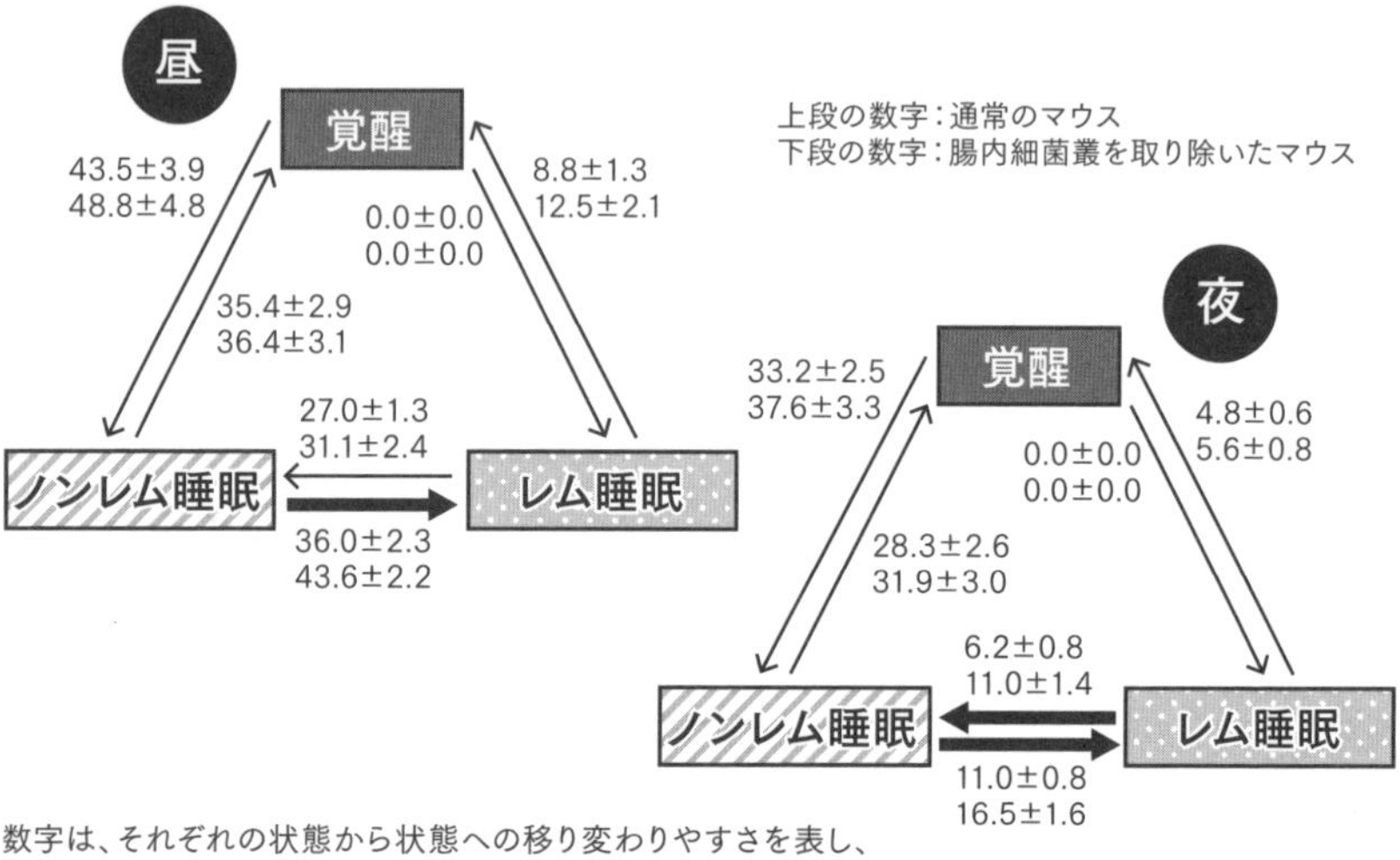


数字は、それぞれの状態から状態への移り変わりやすさを表し、
太い矢印は、変わりやすさの違いが顕著なことを表している。

(Ogawa Y,Miyoshi C, Obana N, Yajima K, Hotta-hirashima N, Ikkyu A, et al. Gut microbiota depletion 2020)

睡眠は、主に脳を休ませるための「ノンレム睡眠」と、脳が活発に活動している「レム睡眠」という2つの眠りから成り立っています。健康な人では眠りにつくとまずノンレム睡眠が現われ、それに次いでレム睡眠が現れます。そしてノンレム睡眠とレム睡眠を交互にくり返すというパターンになっています。

ところが、腸内細菌叢がないマウスの睡眠・覚醒を調べてみると、正常なマウスと比較して別の状態に移りやすいことがわかりました。24時間の活動リズムは保たれているのですが、図6のように夜は脳の活動が増え（ノンレム睡眠からレム睡眠に、レム睡眠からノンレム睡眠へと変わりやすくなっている）、昼間はノンレム睡眠からレム睡眠に変わりやすくなっています。つまり、睡眠・覚醒のリズムが乱れ、昼夜のメリハリがつかなくなっているのです。腸内細菌が睡眠のパターンに影響していることを示しています。

さらに、腸内細菌叢がないマウスでは、睡眠の質にも影響していることがわかりました。レム睡眠は、持続時間には変化は見られませんでしたが、出現頻度が増えており、その影響でノンレム睡眠とレム睡眠の切り替わりが頻繁に見られたのです。腸内細菌叢がないことによって神経伝達物質の合成に関連するアミノ酸代謝に異変が起こり、そのことが睡眠の状態にも影響をおよぼしたと考えられます。[*3] つまり、睡眠の質が低いことがわかります。

日本人は世界的に見ても睡眠時間が短く、また年齢を重ねるにつれて眠りに関する悩みを抱える人も多く見られます。寝つきが悪い、眠りが浅くて夜中に目が覚めてしまう、早朝に目が覚めてしまうといった悩みを抱えている人が多いのです。このように睡眠障害があると、単によく眠れないという問題だけではなく、健康を損なうリスクが高くなります。

近年の研究では、アルツハイマー型認知症には睡眠障害が関係しているという報告もあります。睡眠不足や概日リズム睡眠・覚醒障害、閉塞性睡眠時無呼吸症候群などはアルツハイマー型認知症の準備因子とされています。

睡眠の量や質が、アルツハイマー型認知症の原因となるアミロイドβの産出・排出にかかわっていると考えられているのです。

アルツハイマー型認知症の予防のため、質のよい睡眠をとるためにも、腸内環境を整えることが大切だといえそうです。

## 健康な高齢者の腸内細菌叢に見られる特徴とは？

カナダと中国で行われた腸内細菌に関する研究では、健康な高齢者の腸内細菌叢は健康な30歳代のものと非常によく似ていることがわかったそうです。この研究では3歳から100歳を超える健康な中国人の男女1000人を対象とし、腸内細菌を採取して分析しました。

一般に、高齢になると腸内細菌のバランスが乱れやすく、腸内細菌の多様性を維持するのがむずかしくなります。ところが、健康な高齢者では腸内細菌叢が若い世代と似ており、さらに菌の多様性が保たれていたのです。

日本でも同じような調査が行われています。岡山大学大学院環境生命科学研究科の森田英利教授らのグループが鹿児島県の奄美群島に暮らす95歳～108歳までの高齢者44人の便を採取し、腸内細菌叢を分析しました。

すると、異なる特徴をもつ3つの細菌群が多いことが明らかになりました。

そのひとつが、ビフィズス菌に代表されるビフィドバクテリウム属の細菌です。さきほども述べましたが、高齢になると腸内細菌のバランスが乱れてビフィズス菌のような有用菌は減少します。ところが、奄美の長寿者らはその減少の割合が日本の平均的な長寿者よりも抑えられていたのです。

2つめの細菌群はアッカーマンシア属というタイプの細菌です。からだに起こる炎症を抑える作用があるとされる菌で、イタリアの長寿者にも多い菌として知られているものです。しかもこの細菌は激しい運動でからだを酷使するアスリートに多いのですが、それが長寿者の腸内に存在しているのです。また、糖尿病やメタボリックシンドロームの人はこの菌が非常に少ないこともわかっています。

3つめはメタノブレビバクター属という菌です。肥満を抑える作用があるといわれています。この細菌は非常に古い種で、欧米人にはよく見られますが、日本人にはほとんど見つかっていません。それが奄美群島の長寿者から見つかったということは、長寿に関連する重要な要因と考えられます。

慶應義塾大学医学部微生物学・免疫学教室の本田賢也教授らによる、百寿者（センテナリアン）、１００歳以上の高齢者を対象とする腸内細菌の研究でも興味深い発見がありました。

百寿者の高齢者の腸内細菌には、肝臓から分泌される胆汁酸を代謝して強い抗菌作用をもつ物質をつくる働きがあることがわかったのです。このことから、百寿者たちは病原菌に負けない強い抗菌作用を備えた腸により、感染症から守られており、それが長寿に関係しているのではないかと考えられています。

ほかにも腸内細菌と長寿に関するさまざまな研究が世界中で進められています。腸内細菌には食事や生活習慣が大きくかかわっていることから、こうした背景を掘り下げていくことで、腸内細菌と健康長寿のしくみが解明されるかもしれません。

# 腸内の「おそうじ」で環境を整え、生活習慣病や認知症を予防する

健康のためには腸内細菌の善玉菌、悪玉菌、日和見菌のバランスを良好な状態に保つのがよいといわれていますが、加齢によってそのバランスは崩れやすくなります。特に善玉菌が減ると生活習慣病や認知症のリスクを高めたり、老化が進んだりすることにつながります。

腸内細菌は食事や生活習慣、使用する薬などによって影響を受けやすいため、日々変化しています。つまり、腸内細菌をバランスよく保つためには毎日の積み重ねが大切ということ。特に食事は基本であり、最も重要な要素です。

腸内細菌によい食べ物と食べ方については、3章で詳しく紹介しますが、まずは腸の「おそうじ」のために注意したい生活習慣について解説しましょう。

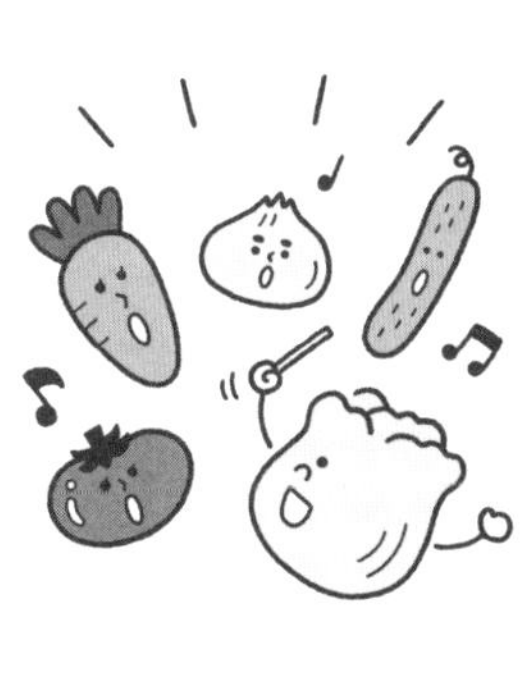

## 腸の「おそうじ」には生活習慣の見直しが不可欠

腸内細菌のバランスを整えるのにおすすめしたいのが、腸の「おそうじ」です。この場合の「おそうじ」とは、単に便秘を改善するとか便通を整えるという意味ではありません。

もちろんそれも大切ですが、ここでは腸内細菌を良好なバランスに保ち、腸の働きを助けることを意味しています。腸内細菌のバランスが整えば便通は改善されるはずですし、なにより認知症や生活習慣病の予防に役立つほか、アンチエイジングにもつながります。

腸内細菌のバランスを整えるには、食事だけでなく生活習慣の見直しも必要です。毎日忙しいと、ついやってしまう生活パターンが腸内細菌に悪影響があるかもしれません。

特に注意したいのは以下の6つのポイントです。

**①規則正しいリズムで生活する**

人のからだは体内時計のリズムによって眠りや目覚め、消化器官などの働きもコントロールされています。夜更かしが続いたり、食事の時間がバラバラで不規則だったりすると体内時計が乱れやすく、腸内細菌にも影響します。また、腸内細菌のバランスが悪くなるとそれが体内時計にも影響します。できるだけ規則正しいリズムを保てるように、食事の時間や就寝・起床の時間を守ることが望ましいのです。

## ②適度な運動を習慣にする

仕事で長時間座りっぱなしだったり、運動嫌いであまりからだを動かさない生活だったりすると腸内細菌叢のバランスが乱れ、からだに有用な働きをする菌が減少するという報告があります。適度な運動は糖尿病や高血圧など生活習慣病の予防・改善にも有効ですが、腸内細菌にとってもよい効果をもたらします。

その一例として、運動部に所属する女性と運動をしていない女性の腸内細菌を比較したところ、腸内細菌の種類が違ったという研究報告があります。運動習慣がある人は腸内細菌叢が改善されやすいのです。

また、トップアスリートでは効率的にエネルギーを産出する腸内細菌叢になっており、腸内細菌によって運動能力が高められるというデータもあります。

ほかにも運動量の多いラグビー選手を対象に行われた調査では、運動していない人と比較して腸内細菌の種類が多く、肥満や糖尿病を改善する働きがある腸内細菌が多いことが報告されています。

活性酸素の害もあるので（→P52）、あまりハードな運動をする必要はありませんが、少し息があがる程度の運動を週に数回行うように習慣づけると腸内細菌をよい状態に保つことにつながります。

**③お酒を飲みすぎない**

腸内細菌のためには、深酒やお酒の飲みすぎは避けたほうがよいでしょう。アルコールをとりすぎると悪玉菌が増えやすく、その代謝産物や有害物質によって腸のバリア機能が低下して、発生した毒素が肝臓などの臓器に炎症を起こすおそれがあります。

**④ストレスをため込まない**

ストレスが心身の健康におよぼす害は誰もが知るところですが、腸内細菌にとっても例外ではありません。脳腸相関によって脳と腸は密に連携しているため、強いストレスがあると脳から腸にストレスが伝わります。ストレス性の下痢や便秘が起こると腸内細菌に影響し、バランスが乱れたり、菌の多様性の低下につながったりします。

**⑤睡眠不足にならないようにする**

睡眠不足はさまざまな病気のリスクとしてあげられていますが、腸内細菌のためにも好ましくないことが明らかになっています。

最近、北海道大学大学院先端生命科学研究院の中村公則教授らの研究によって、睡眠不足が腸内細菌叢の組成に影響することがわかったのです。

この研究では、腸管の免疫で重要な役割をもつαディフェンシンという抗菌ペプチド（アミノ酸が約十～数十個連なって形成され、菌と戦うための防御機能として備わっている物質）に注目しています。中高年者を対象に調べたところ、睡眠時間が短い人ほど、このαディフェンシンの分泌量が低いことがわかったのです。

αディフェンシンの分泌量が低下、あるいは異常が発生すると腸内細菌叢に悪影響がおよび、免疫機能に不可欠な酪酸や酢酸などの短鎖脂肪酸の低下を招いて肥満や糖尿病、高血圧、うつなどのリスクが高くなります。

この結果は、αディフェンシンを介した脳腸相関の新しいルートとしても注目されています。

## ⑥抗菌薬の服用は医師の指示を守る

病気治療に使用している薬が腸内細菌に影響することがあります（→P22）。特に気をつけたいのが抗菌薬です。菌を殺す作用があるため、腸内細菌に直接的に影響し、高齢者では腸内環境がもとに戻るまでに時間がかかります。体調によっては、腸内細菌のバランスの乱れがなかなか改善されないこともあります。

また、服用のしかたによっても影響が出やすくなります。抗菌薬を飲んだり飲まなかったり、途中で勝手にやめたりすると薬の効きが悪くなって耐性菌が発生し、別の抗菌薬が必要になることがあります。抗菌薬の種類が変わったり、服用期間が長くなったりすると腸内細菌にさらに影響することになります。最低限の影響にとどめるためにも医師の指示どおりに服用することが大切です。

＊1 Sudo N, Chida Y, Aiba Y, Sonoda J, Oyama N, Yu XN, et al.Postnatal microbial colonization programs the hypothalamic-pituitary-adrenal system for stress response in mice. J Physiol. 2004;558(Pt1):263-75.

＊2 Yap CX, Henders AK, Alvares GA, Wood DLA, Krause L, Tyson GW, et al. Autism-related dietary preferences mediate autism-gut microbiome associations. Cell. 2021;184(24):5916-31.e17.

＊3 Ogawa Y,Miyoshi C, Obana N, Yajima K, Hotta-hirashima N, Ikkyu A, et al.Gut microbiota depletion by chronic antibiotic treatment alters the sleep/wake architecture and sleep EEG power spectra in mice. Sci Rep. 2020;10(6):19554.

# 2章

# さびどめ＝抗酸化が からだに必要な理由

# 加齢にともない、からだの不調が増えてくる

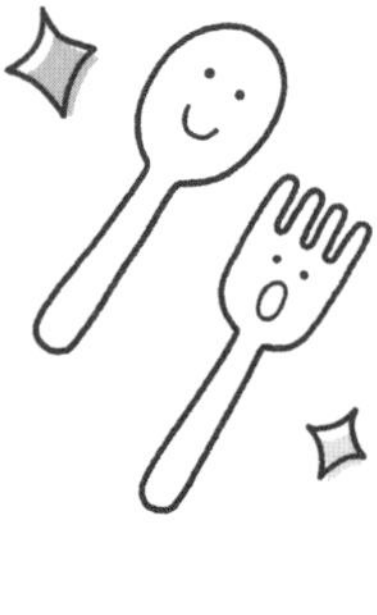

若いころは活力にあふれ、血圧や血糖値を気にすることもなく、認知症にいたってはずっと先のことだとか、自分には関係ないことだと思っているものです。

ところが、中高年になるとそんなふうにのんきに過ごしてきた自分を大いに反省したくなるようなことが増えてきます。健康診断や人間ドックの検査結果に一喜一憂し、体重は年々増え、高血圧や糖尿病、肥満やメタボリックシンドローム、がんなど次から次へと病気のことで不安を感じるようになるのです。

また、自分の祖父母や親が認知症になったり、介護が始まったりする現実を目の当たりにすると、「自分もいずれは…」と強い危機感を抱くようになります。

人のからだはつねに変化し続けています。成長期を過ぎて心身の成熟期を迎えると、それまでは「成長」や「発育」と呼ばれていた状態がいつのまにか「老化」と呼ばれ

るようになり、しだいに衰えを見せ始めます。

しかし、それを「歳のせいだからしかたない」と放っておいてよいのでしょうか。

## そもそも老化とはどんな状態？　からだはどうして衰える？

人は誰でも年齢を重ねるにつれ老化が進みます。

人のからだをつくる細胞は、新陳代謝により古くなったものが取り除かれて新しく生まれ変わりますが、徐々にそのサイクルスピードが緩やかになります。そして、ある時点を過ぎると細胞が新しく生まれ変わることができなくなり、組織の機能が低下し始めます。これが老化の始まりです。こうした変化は「生理的老化」といって誰にでも起こります。生理的老化はゆっくりと、しかし確実に進みます。進行を止めたり元に戻したりすることはできません。やがて心身ともに衰えながら高齢期へと進んでいきます。

同じ年齢の人でも見た目がとても若々しく、病気知らずの健康な人がいれば、逆に年齢よりも老けて見えたり、高血圧や糖尿病などの病気に悩まされたりしている人もいます。こうした差はその人のもつ生まれつきの要因も関係していますが、食事や生活習慣、環境などから受ける影響によって生じることが多いといわれています。

特に近年、からだの老化を進める要因として注目されているのが、「酸化」と「糖化」、そして「炎症」というキーワードです。

では、からだの内側で一体どんなことが起こっているのでしょう。

## からだの中で起こる「酸化」「糖化」とは？

私たちは呼吸によって酸素を体内にとり入れ、それによって生命を維持しています。ところが、からだの中にとり入れた酸素はさまざまな刺激を受けると「活性酸素」に変化します。活性酸素とは、呼吸によって体内に取り込まれた酸素の一部が、通常より活性化された状態になることです。この活性酸素は１００％悪者というわけではなく、体内で免疫や感染防御、細胞間の伝達物質などの有益な働きもしています。

しかし一方で、増えすぎた活性酸素が細胞を傷つけるという悪さをしていることもわかっています。これが「酸化」です。

活性酸素はふつうの酸素と違って構造上とても不安定な状態にあって、ほかの物質と結合しやすい性質をもっています。体内のたんぱく質や脂肪などと簡単にくっついては酸化させてしまうのです。結合されたたんぱく質や脂肪は性質が変わってしまい、もともとの機能が低下したり失われたりします。それが遺伝子や細胞、組織の変化を引き起こし、老化につながっていると考えられています。

もちろん、人のからだには活性酸素の害から守る「抗酸化作用」というしくみがもともと備わっています。体内では〝スーパーオキシドジスムターゼ〟や〝カタラーゼ〟などの抗酸化酵素がつくられており、活性酸素から身を守るようになっています。

しかしながら、体内の活性酸素の量が多くなって防御システムを上回るようになると、「酸化ストレス」が引き起こされます。この状態が長く続くと、細胞や細胞内にあるDNAが傷つけられて障害を受けることになるのです。

鉄が酸化するとさびるように、酸化ストレスによる害は、からだにできる「さび」のようなものだとよくいわれます。そして、このさびは高血圧や糖尿病などの生活習慣病の発症や進行に大きくかかわっています（→P57）。しかも厄介なことに、一度ついたさびを取り除くことはできず、何も対策をしなければさびはたまる一方です。とはいっても私たちのからだには、活性酸素によって傷ついた細胞やDNAを修復する機能がそなわっています。しかし、細胞やDNAの修復には時間がかかるので、さびの害に対抗するには体内の酸化をできるだけ抑えて、それ以上さびが増えないようにするのがいちばんいいのです。しかも、できるだけ早いうちから始めることが大切です。

では、もうひとつの「糖化」とはどういう状態なのでしょう。

糖化はさびに対して「こげ」にたとえられます。活性酸素と同じく、老化を促進する要因として最近注目されています。

糖化とは、血液中に増えすぎた糖分が体内のたんぱく質や脂質と結びつくことです。それによって体内でさまざまな化学反応が起こり、最終的に「ＡＧＥ《エージーイー》（糖化最終生成物）」という物質がつくられます。ＡＧＥは老化を促す物質で、体内にＡＧＥが大量にたまると「糖化ストレス」の状態になります。

大量の糖質をとると、血糖値が上がってしまいます。そして、血糖値が高い状態が続くと、体内の糖化が進んでしまうのです。糖化が進むとＡＧＥもたまり、内臓やさまざまな組織に作用して生活習慣病も悪化してしまいます。

しかも体内で糖化が起こると、それが引き金となり酸化が引き起こされ、体内の老化に拍車をかけます。糖化が、動脈硬化や腎機能障害、骨粗しょう症やアルツハイマー型認知症、白内障などと関連があると考えられているのはこのためです。

## 酸化と糖化によって「炎症」が続くと老化が進む

からだの中で酸化ストレスや糖化ストレスの状態が持続すると、細胞が傷つけられて老化が進みます。そして、老化した古い細胞や酸化・糖化による老廃物がたまると、これらを取り除くために体内で免疫反応が起こります。それが「炎症」です。

通常は免疫反応によってマクロファージと呼ばれる細胞が古い細胞や老廃物を食べて処理するのですが、老化で細胞の働きが衰えてくると処理が追いつかなくなります。すると、こうした残骸が刺激となって炎症反応がいつまでもたってもおさまらず、「慢性炎症」の状態になります。からだの中で慢性炎症が起こっていると細胞が傷つけられ、老化がさらに進みます。

慢性炎症は肥満によっても引き起こされることがわかっています。加齢にともなって皮下に脂肪を蓄える能力が衰えると、内臓や筋肉、骨などの本来ならたまらない場所に脂肪が蓄積されるようになります。そして、皮下以外の場所にたまった処理しきれない脂肪が炎症を引き起こすことが明らかになったのです。

中高年になると体重が増えやすく、肥満になったりおなか周りに内臓脂肪の蓄積が増えてきたりしますが、それによって慢性炎症が体内で誘発され、生活習慣病の発症につながると考えられています。

慢性炎症によって細胞の老化が進むと、細胞から老化を促進する物質が分泌されてさらに老化が加速され、慢性炎症も悪化するという悪循環に陥ってしまいます。

30～40歳代になると高血圧や糖尿病などの生活習慣病になる人が徐々に増えてくるのは、酸化や糖化、そして炎症といった老化を促す現象がじわじわとからだの中で進んでいるからなのです。

# からだのさびが生活習慣病のリスクを高める

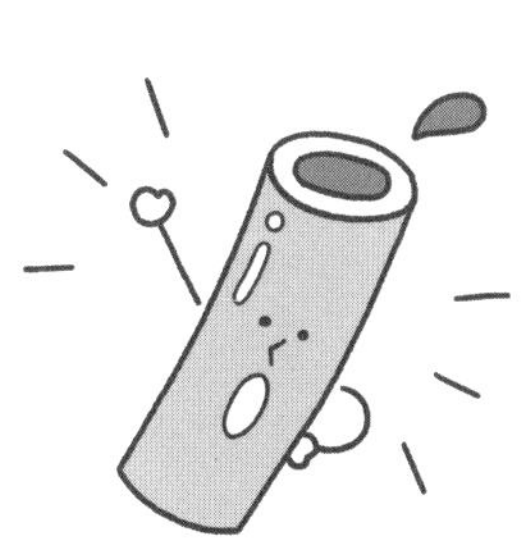

酸化によってたまるさびは、老化を促すだけではありません。内臓や組織を傷つけ、さまざまな病気を引き起こします。それを防ぐには、なぜ酸化の害が起こるのか、そして酸化によってたまったさびがからだの中でどんな悪さをするのか、まずはその危険性を理解しておくことが大切です。

## 生活習慣や食事のかたよりによってからだの「さび」が増える

酸化の害から身を守る抗酸化防御機能よりも、体内での活性酸素の量が上回ると酸化ストレスの状態になります。活性酸素は呼吸によってとり入れた酸素が体内で変化して発生するだけでなく、生活習慣や環境要因、食事などによっても発生します。その危険因子となるのが紫外線や放射線、大気汚染、たばこなどです。激しい運動や強いストレス、睡眠不足も活性酸素を増やす原因になりますし、過度の飲酒、食品添加物のとりすぎもよくないとされています。

また、肥満も活性酸素を増やします。肥満によってからだに蓄積した脂肪が酸化ストレスを引き起こすのです。糖質や脂質のとりすぎ、栄養バランスの乱れ、不規則な食事の時間が食生活にかたよりがあると肥満を助長し、結果的に大量の活性酸素を発生させ、からだのさびを増やすことになります。

さらに、体内の酸化には先ほど述べた糖化も関係しています。糖化は食後の血糖値が高いと起こりやすくなるため、糖尿病の人だけでなく、ふだんから食べすぎや飲みすぎで血糖値がつねに高い人は要注意です。体内で糖化が進んで糖化ストレスの状態になると、からだの抗酸化作用が正常に働かなくなります。その結果、活性酸素を抑え込むことができず、酸化が進んでしまうのです。

## たまったさびは細胞を傷つけ、血管や臓器にダメージを与える

からだの中で酸化ストレスの状態が続くと、活性酸素があちこちで悪さをします。酸化によって血管の細胞が傷つけられたり、血液中のコレステロールなどの脂質が酸化されたりするのです。すると「動脈硬化」が起こります。

血液中にコレステロールや中性脂肪が増えすぎると、血管の内壁に付着して小さな傷から活性酸素が侵入します。活性酸素はもともと脂質と結合しやすい性質があり、コレステロールとくっつくと酸化ＬＤＬという悪玉のコレステロールに変化します。それが血管の壁に潜り込み、内壁にどんどんたまっていきます。たまった酸化ＬＤＬは異物とみなされ、マクロファージという細胞に食べられてしまいます。マクロファージは動けなくなり、その残骸がプラークと呼ばれる粥状《じゅくじょう》の物質となって血管壁にたまります。これが動脈硬化の始まりです。

動脈硬化が進むと、血管の内壁が分厚くなって血液の通り道が徐々に狭くなります。ときには血管壁にたまったプラークが破裂しては修復されるという状態をくり返して血管内腔（血液の通り道）が徐々に狭くなったり、最悪の場合は血栓が詰まって血管が完全にふさがれたりすることがあります。このタイプの動脈硬化を「アテローム性動脈硬化」といいます。

動脈硬化にはこのアテローム性動脈硬化以外にも、石灰がたまって血管が硬くなるタイプや、主に細い動脈の弾力性やしなやかさが失われる細動脈硬化などがあります。これらの異なるタイプの動脈硬化にも酸化が影響しています。

さらに、活性酸素はたんぱく質とも結合しやすい性質があり、たんぱく質でできている細胞が酸化によって傷つけられます。細胞や組織が変性し、ダメージを受けると、それがきっかけで病気が引き起こされることもあります。

## 高血圧、糖尿病、がんにもからだのさびが関与している

酸化によって動脈硬化が進み、血管のしなやかさが失われたり、血管内腔が狭くなったりすると血液の循環が悪くなって高血圧を招きます。血液が流れにくいため、心臓は強い圧力で血液を送り出すことになるからです。そして、動脈にはつねに強い圧力がかかり続け、動脈硬化がさらに進んでしまうという悪循環に陥ります。

糖尿病は食べすぎや飲みすぎ、過度のストレスなどの生活習慣や体質（遺伝的な要因）などが影響して発症しますが、じつは酸化の害も関与しています。

体内で酸化ストレスの状態が長く続くと、代謝システムにかかわる脳神経細胞が減少するなどの影響を受け、血糖値を下げるインスリンの分泌や肥満を抑える働きのあるホルモンの作用を弱めてしまいます。それにより血糖値を適切にコントロールできなくなると糖尿病を発症しやすくなるのです。

さらに、血管の細胞内のたんぱく質と血中のブドウ糖が結合して糖化が起こると、細胞が変質して本来の正常な働きができなくなって動脈硬化が促されます。糖尿病の

ある人は合併症として動脈硬化の悪化による脳梗塞や心筋梗塞を起こす危険が高くなりますが、それには体内の糖化と酸化の両方が影響しているのです。

がんの発生にもさびの害が関与しています。酸化によって細胞やDNAが損傷すると変異が起こりやすく、それががん細胞の発生を促すのです。がんは老化とも関連が深く、加齢にともなってがんになる人が増えるのはそのためです。酸化や糖化により細胞の老化が進むと、がん化が促されると考えられています。

## さびがたまった血管が心筋梗塞や脳血管障害を招く

酸化によってさびがたまり動脈硬化が進むと、ときに命にかかわる病気につながることがあります。

心臓には冠動脈といって心筋に酸素や栄養を運ぶ重要な血管がありますが、この冠動脈で動脈硬化が進むと狭心症や心筋梗塞を起こす危険があるのです。

狭心症は冠動脈の血流が一時的に低下して起こりますが、自然に血流が再開されるのでしばらくすると発作はおさまります。一方、心筋梗塞は血栓が詰まることで冠動脈の血流が完全に途絶えます。そのため、血液が送られなくなった部分の心筋の組織が壊死《えし》に陥って、最悪の場合は急性心不全（急に心臓が働かなくなる状態）を起こして死亡することがあります。

狭心症や心筋梗塞は動脈硬化や高血圧があるとリスクが高くなりますが、そのどちらにも体内の酸化が深くかかわっています。また、糖尿病のある人も動脈硬化が進みやすいため、合併症として心筋梗塞を起こす危険が高くなります。

酸化の害は脳の血管におよぶこともあります。脳梗塞や脳出血などの脳血管障害もやはり動脈硬化と高血圧が危険因子となるからです。

脳血管障害は、出血性病変と虚血性病変に大きく分けられます。出血性病変には、脳を覆う3層の膜のすき間〝くも膜下腔〟に出血するくも膜下出血と、脳の中にめぐらされている細い動脈が破れて出血する脳出血があります。虚血性病変には、アテローム性動脈硬化が原因で脳の大きな血管や首の血管が動脈硬化によって狭くなっている、または詰まることで起きるアテローム血栓性脳梗塞、心臓でできた血栓が脳に運ばれ脳の血管を詰まらせる心原性脳塞栓症、脳の細い血管に小さな梗塞が複数起こるラクナ梗塞があります。

これらの脳血管障害が問題なのは、出血や梗塞によって命にかかわるだけでなく、脳神経細胞が損傷されて後遺症が出やすいことです。片麻痺《まひ》や運動障害、言語障害などによってその後の生活の質が下がってしまうのです。後遺症がきっかけで寝たきりや介護が必要になるケースも少なくありません。さらに、認知症の危険因子にもなります。

ラクナ梗塞には、脳梗塞があるものの症状が現れないタイプもあります。これものちに脳卒中の発作を起こしたり、認知症に進んだりする危険があるため、たとえ症状がなくても油断できません。

こうした酸化による脳や心血管への害は短期間で現れることは少ないのですが、いつのまにか進行して重大な病気を引き起こす危険をはらんでいます。

## からだのさびやこげはシミやシワを増やし、見た目も老けさせる

酸化や糖化による害はからだの内側だけでなく、見た目にも大きく影響します。皮膚にダメージを与え、シミやシワの原因になるのです。アンチエイジングが気になる人にとっては見た目が老けるのは避けたいところでしょう。

皮膚に起こる酸化は、主に紫外線によるものです。紫外線を浴びると日焼けしますが、これは皮膚でメラニンという色の濃い色素がつくられるためです。メラニンが蓄積するとシミになってしまいます。また、紫外線によって皮膚の表面の皮脂が酸化すると、表皮の細胞が傷つけられ、シワや皮膚のたるみなどの原因となります。

糖化の場合は、体内でつくられたＡＧＥの蓄積が皮膚の老化に影響していると考えられています。皮膚の弾力を支えるコラーゲン線維やエラスチン線維が、蓄積したＡＧＥによって劣化し、弾力性が失われるのです。そのため、シワやたるみが生じます。シミやシワなんてあくまで見た目の問題だと思うかもしれませんが、シミやシワを防ぐ生活習慣や食事はからだの中の酸化や糖化の予防にもなります。見た目が老けないように気をつけることは、からだの内側も若々しく保つことにつながるのです。

# 認知症の原因は歳のせいだけではない

年齢を重ねるにつれ、誰もが心配になってくるのが「認知症」です。高齢化が進む日本では長生きする人が多い一方で、認知症による生活の質の低下や介護の問題などに悩まされる人が増えています。40〜50歳代になると、自分の親が認知症になるなど、身近な問題として考えるようになります。そして将来、自分も認知症になるかもしれないという不安を抱くようになるのです。

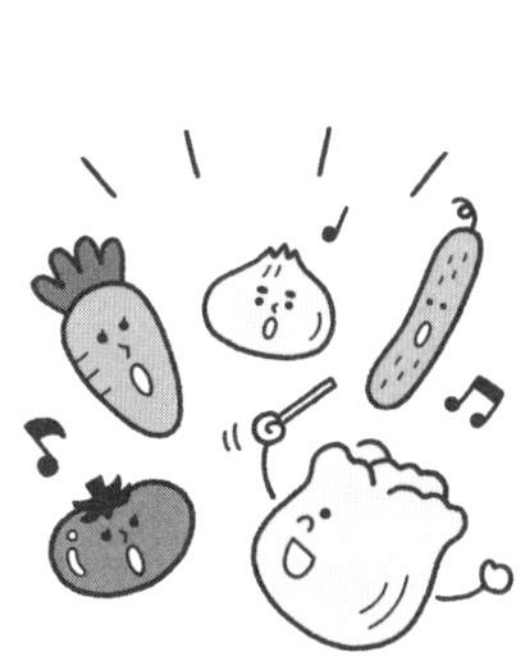

## 気になる認知症、大きく分けて4つのタイプがある

認知症とは、脳を構成する神経細胞がなんらかの原因によって変化し、認知機能が低下した状態のことです。思考や記憶などが影響を受けて、日常生活や社会生活に支障をきたすようになります。

代表的な症状は、もの忘れや判断力の低下などです。歳を重ねれば誰でも多少のもの忘れは起こりますが、健康な人であればなにかのヒントやきっかけがあれば思い出せます。しかし、認知症では経験や体験そのものをすっぽり忘れてしまうのが特徴です。ただの老化とは違って脳には病的な変性が見られ、その状態が進行していきます。

認知症のほとんどは、以下の4つのタイプに分けられます。

## ①アルツハイマー型認知症

日本で最も多いのがアルツハイマー型認知症で、全体の約4割を占めています。

原因は、脳内にアミロイドβ《ベータ》という異常なたんぱく質のかたまりができて、正常な神経細胞を死滅させることによります。記憶にかかわる海馬《かいば》という部分を中心に、広範囲にわたって脳が萎縮して認知機能が低下するのです。

アミロイドβがたまった部分は「老人斑《ろうじんはん》」と呼ばれ、10年、20年と長い年月をかけて脳内にたまると考えられています。

また、アミロイドβとは異なるタウたんぱくという別のたんぱく質が神経細胞内にたまって線維化し、神経細胞を傷つけて死滅させることも関係しています。

アルツハイマー型認知症の発症には、高血圧や糖尿病、脂質異常症、肥満などの生活習慣病が関与していますが、なかでも糖尿病の人やその予備群では発症のリスクが約2倍になることが明らかになっています。

発症は70歳以上になると増えてきます。

代表的な症状として、記憶障害、日時や場所などがわからなくなる見当識障害などが見られます。

**②血管性認知症**

脳梗塞や脳出血などの脳血管障害が原因となって起こるタイプの認知症です。かつて日本ではこのタイプの認知症が多かったのですが、近年では生活習慣病の治療や予防が進んだこともあり、減少傾向にあります。ただし、アルツハイマー型との合併もあるため、影響は決して小さくありません。

血管性認知症には、脳の太い血管のつまり（梗塞）が原因のものや、脳の細い血管に起こる複数の小さな梗塞（ラクナ梗塞）が原因のものがあります。

血管性認知症は脳血管障害が原因であるため、その引き金となる動脈硬化、高血圧、糖尿病などが危険因子となります。特に60歳以上の男性は発症リスクが高いとされています。

**③レビー小体型認知症**

血管性認知症に次いで多いのがこのタイプです。脳内にαシヌクレインという特殊なたんぱく質から成る「レビー小体《しょうたい》」が蓄積・増加することが原因で起こります。

ただ、レビー小体だけが出現することは少なく、ほとんどの場合はアルツハイマー型で見られる老人斑や神経線維の変化もともなっています。レビー小体型認知症にはアルツハイマー型から移行するケースもあり、このことからもアミロイドβとαシヌクレインには何らかの関連があるのではないかと考えられています。

発症は70～80歳代と比較的高齢です。アルツハイマー型に比べて脳の萎縮は軽度で、初期には記憶障害よりも無気力やうつ症状が見られます。また、幻視（人や動物、虫などがリアルに見える）や妄想などの症状が特徴的です。進行すると筋肉がこわばってからだを動かしにくくなり、その影響で転倒しやすくなります。

**④前頭側頭葉変性症（ＦＴＬＤ）**

脳の前頭葉《ぜんとうよう》と側頭葉《そくとうよう》前部の神経細胞が変性し、萎縮するのがこのタイプです。症状によって前頭側頭葉型認知症、意味性認知症、進行性非流暢性失語《りゅうちょうせいしつご》の3つに分類されています。

いずれも脳内に異常なたんぱくが蓄積することが原因で、そのたんぱくにはいくつかの種類があることがわかっています。

前頭側頭葉型認知症では理性や意欲といった人間らしさをつかさどる領域の神経細

胞が障害を受けるため、行動障害や言語障害、人格変化が現れるのが特徴です。

前頭側頭葉型認知症のうち、最も多いのはピック病です。人格の変化や暴力、暴言などの行動が現れることもあり、介護が困難になる傾向があります。

意味性認知症では話し方はスムーズであるものの、言葉の意味が理解できなくなり、会話が成立しなくなるという症状が現れます。これとは逆に、進行性非流暢性失語では言葉の意味は理解できますが、スムーズに話すことがむずかしくなります。読み書きもできなくなります。

前頭側頭葉変性症は認知症のなかでも若年での発症が多いのが特徴で、40～50歳代で発症することがあります。

以上の4つが代表的な認知症ですが、これらはある日突然発症するわけではありません。脳の神経細胞の変性は10年、20年と長い時間をかけて徐々に進むので、その間に予防策をとることができます。

また、認知症を発症するまでにはその前段階があります。「軽度認知障害（MCI）」といって、軽い記憶障害があるものの認知機能は保たれている状態です。日常生活で困ることはまだありませんが、脳内では徐々に認知機能障害が進み始めています。軽度認知障害のある人が全員認知症を発症するわけではありませんが、何もせずに放っておくと高い確率で認知症に進行します。そのため、この段階で早めの治療や予防対策を行い、認知症への移行を防ぐことが大切です。

## 認知症にもからだのさびが大いに関係している

4つのタイプの認知症には、それぞれ異常なたんぱくの存在や脳血管の障害などの要因がありますが、ここにも酸化や糖化が関係しています。

まず、血管性認知症では酸化の害が明らかといえるでしょう。脳血管の梗塞や出血の危険因子である動脈硬化は、酸化によって進行するからです。動脈硬化が進行して脳梗塞や脳出血が起これば、血管性認知症を招くことにつながりかねません。

さらに、アルツハイマー型認知症の発症にも酸化ストレスが関与していることがわかってきています。

脳が活動するには多くのエネルギーを必要とします。そのため、からだの中でも酸素消費量がとても多いことから、活性酸素が大量に発生して酸化が起こりやすいのです。こうした酸化による害が神経細胞の老化につながっていると考えられています。

生活習慣病との関連も解明されつつあり、なかでも糖尿病の人はアルツハイマー型認知症の発症リスクが約2倍になるという報告があります。

脳はエネルギー源として多くのブドウ糖を使うため、神経細胞はブドウ糖をとり込む必要があります。その際に必要なのがインスリンです。インスリンは膵臓から分泌されるホルモンで、体内でブドウ糖を利用しやすくする役割や血糖をコントロールするという重要な働きがあります。

ところが、糖尿病や高血糖の人はインスリンの分泌量が減ったり、効きが悪くなったりする「インスリン抵抗性」という状態になります。インスリン抵抗性があると、脳の神経細胞が十分な量のブドウ糖をとり込むことができません。すると、エネルギー不足になって脳の神経細胞の機能が障害されてしまうのです。

また、インスリンにはアルツハイマー型認知症の発症にかかわるアミロイドβというたんぱく質を分解する働きもあります。しかし、インスリン抵抗性があるとアミロイドβが分解されず蓄積されてしまいます。こうして脳にアミロイドβが蓄積すると老人斑が増え、アルツハイマー型認知症の発症につながるのです。

自分は糖尿病ではないから大丈夫と思う人もいるでしょうが、危険因子は糖尿病だけではありません。中年以降になると、肥満ぎみになったりコレステロールや中性脂肪が増えたり、高血圧になったりする人が増えてきます。

肥満や脂質異常症、高血圧などは脳の血管を傷つける危険因子であり、血管が傷つくと酸素や栄養素が神経細胞に十分に届かなくなってしまいます。それが神経細胞の変性や老化につながり、認知症になるリスクが高くなるということを知っておくべきでしょう。

## 65歳以上の高齢者の3分の1は認知機能に問題あり

日本は世界的に見ても長寿の国です。長生きできるのは喜ばしいことであり、自立して健康に長生きできればそれに越したことはありません。ただし、ちょっと気になる数字があります。

厚生労働省によると、2019年の日本人男性の平均寿命は約81歳、女性は約87歳です。一方、「健康寿命」はというと男性が約72歳、女性は約75歳となっており、それぞれ平均寿命とは10年前後の差があります。

健康寿命とは、「健康上の問題で日常生活が制限されることなく生活できる期間」のこと。つまり、平均寿命と健康寿命に開きがあるのは、長生きではあるもののなんらかの健康上の問題を抱えている期間が10年前後あることを意味しています。認知症はそのひとつの要因と考えられます。

実際のところ、65歳以上の高齢者約2900万人のうち認知症の人は約440万人、認知症の前段階である軽度認知障害の人が約380万人いるとされています（図7）。軽度認知障害を含めると、なんと高齢者の約3分の1は認知機能に問題があるという計算になります。もはや他人事ではなく、自分が認知症になる可能性を考えざるを得ない数字です。

認知症を発症すると進行スピードには個人差がありますが、徐々に認知機能が低下していくため、状態に応じた治療やリハビリテーション、介護が不可欠になります。すると医療費や介護費用をはじめ、その負担を誰が背負うのかといった問題なども生じてきます。これは本人だけでなく、家族にとっても軽視できない問題です。

ただ、さきほども述べたように、認知症はいきなり発症するわけではありません。10年、20年と長い年月をかけ健康な状態から軽度認知障害へ進み、さらにその段階から認知症へと進行するのが一般的です。

つまり、予防対策をとる時間があるということです。若くてもまだ先のことだと思わずに早めに取り組みたいものです。中年期の人は今すぐにでも予防対策を始めましょう。そして、高齢期であっても諦めてはいけません。発症や進行を遅らせるためにできることがあります。

## 図7 高齢者の1/3は認知症!?

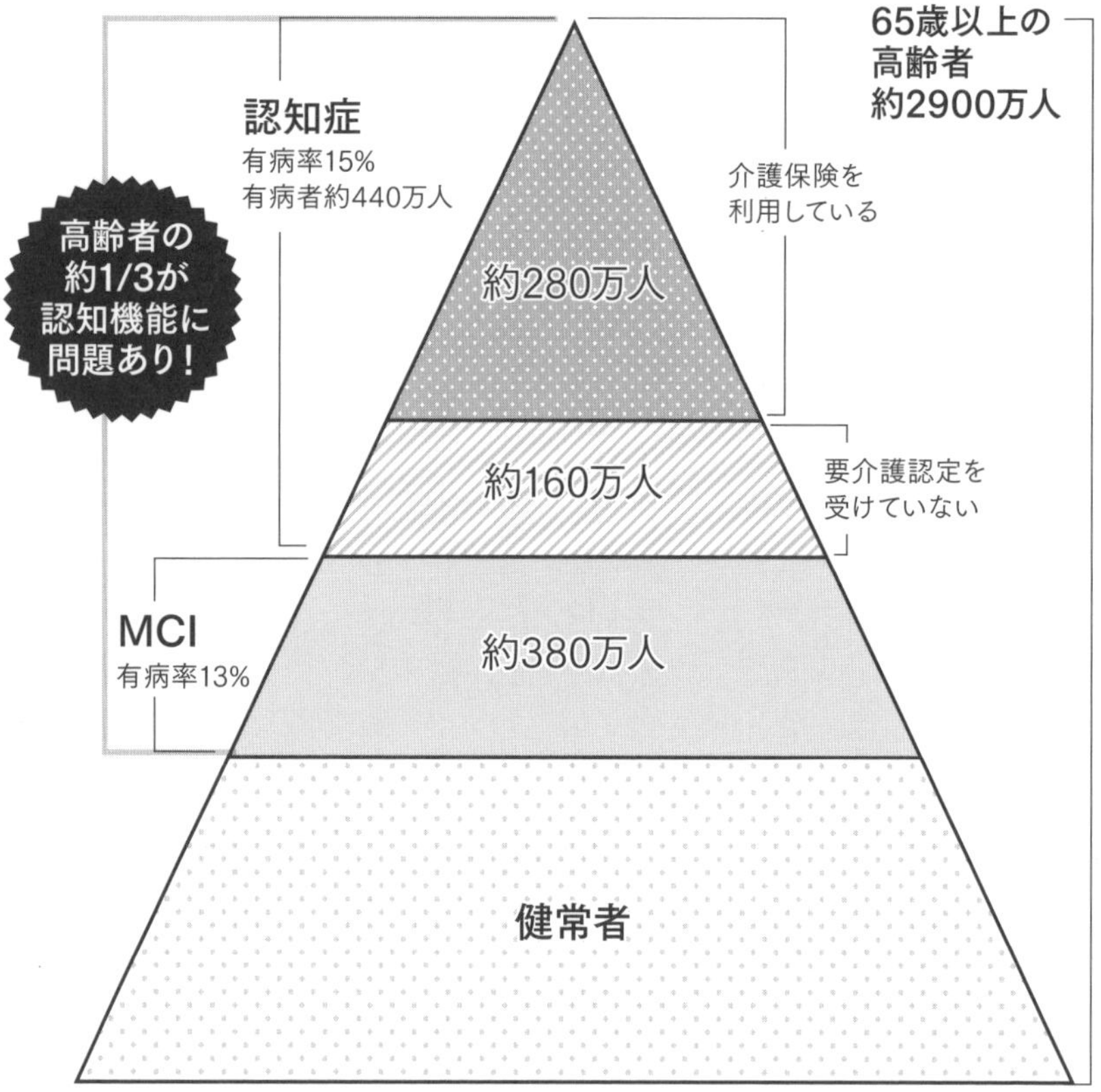


(「都市部における認知症有病率と認知症の生活機能障害への対応」(平成 25 年 5 月報告)、『「認知症高齢者の日常生活自立度」II以上の高齢者数について』(平成 24 年 8 月公表)より改変)

## 認知症の危険因子、あなたはいくつ当てはまる？

認知症の発症につながる危険因子には、どんなものがあるのでしょう。なにが影響しているのか、どんなことがリスクなのかがわかれば、その要素を少しでも改善したり、遠ざけたりすることができます。

図8は認知症の危険因子をまとめたものです。若年期・中年期・高齢期それぞれの危険因子が示されていますが、ポイントは〝修正可能〟という点です。

これらの危険因子に介入することによって、世界の認知症の40％は予防や改善ができると考えられています。自分に当てはまるものがあれば、そこが改善ポイントです。リスクの割合が7％と高い若年期の「教育不足」の項目は、日本では当てはまらないのですが、開発途上国や紛争地域などでは子どもが十分な教育を受けられる環境が整っておらずリスクとなります。

若年期の教育が十分でないと認知機能が低くなる傾向があるのです。逆に教育歴が高い地域では認知機能検査の結果が高いことが明らかになっています。

したがって、子どもが初等・中等教育をしっかり受けることは、将来の認知症予防において重要な要素なのです。

## 図8 認知症の危険因子

| 危険因子 | リスクの割合 |
|---|---|
| **若年期** | |
| 教育不足(小学校まで) | 7% ← 日本ではほとんどない |
| **中年期** | |
| 難聴 | 8% |
| 外傷性脳損傷 | 3% |
| 高血圧 | 2% |
| 肥満 | 1% |
| 飲酒 | 1% |
| **高齢期(65歳以上)** | |
| 喫煙 | 5% |
| うつ | 4% |
| 社会的孤立 | 4% |
| 身体不活動 | 2% |
| 大気汚染(PM2.5、黄砂など含む) | 2% |
| 糖尿病 | 1% |

(Livingston G., et al. Lancet. 2020)

↓

**これらのリスクは、改善が可能**

中年期においてリスクの割合が8％と最も高いのが、難聴です。なぜ、耳の聞こえにくさが認知症リスクになるのか不思議に思うかもしれませんが、難聴があると他者との会話やコミュニケーションが困難になりやすいからです。

家族や友人らと会話をしても聞こえが悪いと、しだいに人づきあいがおっくうになります。また、自分だけがスムーズに会話についていけず、取り残されたように感じる人もいます。それがきっかけで閉じこもりや社会的孤立につながり、認知症のリスクをさらに高めるのです。

難聴のある人はもの忘れの自覚や不安感、焦燥感《しょうそうかん》を感じる人の割合が高く、抑うつ状態の人もいるという調査結果もあります。

近年、イヤホンやヘッドホンで音楽などを聴くときの音量が大きすぎるせいで、若い人でも聞こえにくさや耳の不調を訴えることが増えています。こうした人たちが中年期以降、難聴に進むと将来的に認知症のリスクが高くなってしまうのです。聞こえにくさを感じたら放っておかず、専門医を受診して治療を受け、補聴器を使うなど早めの対策が必要です。

中年期には高血圧、肥満、飲酒も放ってはおけません。これらは脳卒中などの生活習慣病の危険因子でもあり、認知症のリスクを下げるためぜひとも改善しておきたいものです。リスクの割合はあまり高くはありませんが、高血圧、肥満、飲酒は中年期になると当てはまる人は多いはずです。

ただ、これらはいずれも生活習慣や食事に気をつければ改善できます。高血圧は重症度によっては降圧薬などの薬を服用しながら、減塩食をとり入れたり、運動習慣をつけたりするなど、自分でできることがたくさんあります。

肥満も食事や運動に注意すれば体重をコントロールできます。

飲酒の習慣も自分しだいです。飲みすぎの人、毎晩のように晩酌の習慣がある人は改めることで認知症のリスクを下げられます。

## 高齢期は喫煙が認知症のいちばんのリスクになる

65歳以上の高齢期で最もリスクの割合が高いのが喫煙です。たばこが健康によくないことはよく知られていますが、認知症予防においてもそれは変わりありません。

たばこには多種類の有害物質が含まれていますが、その代表であるニコチンには血管を収縮させる作用があり、血流を悪くして高血圧を招く原因となります。そして、高血圧は脳血管障害や狭心症・心筋梗塞など心血管病をはじめ、脳血管障害による認知症の危険因子となります。

また、喫煙によって体内で活性酸素が大量に発生すると、酸化ストレスを引き起こします。体内の炎症を促し、細胞の老化を進めて動脈硬化やインスリン抵抗性を招き、結果的に認知症のリスクを高めます。

たばこの害はほかにもおよびます。喫煙によって、一酸化炭素を吸い込みます。すると本来酸素と結合すべき赤血球が一酸化炭素と結びついて体内の酸素供給を妨げます。酸素の運搬量を維持するために赤血球が増え、血栓ができやすくなります。血栓が脳や心臓の血管で詰まれば、脳梗塞や心筋梗塞の引き金となります。

さらに、たばこにはタールなどの発がん性物質や発がんを促す物質が多く含まれています。肺がんや食道がん、喉頭がんなど各種のがんの発生、慢性閉塞性肺疾患（COPD）といった呼吸器の病気など、喫煙が関係する病気は認知症だけでなく多種多様です。

喫煙は高齢期のリスクにあげられていますが、からだにおよぼす害を考えると基本的に吸わないようにするか、できるだけ早く禁煙するに越したことはありません。

高齢になると今さら禁煙しても手遅れだと思う人もいますが、それでも喫煙の害を考えれば禁煙しないよりも禁煙するほうがいいのです。

また、喫煙はたばこを吸う本人だけでなく、受動喫煙によって家族や周囲の人の健康にも影響します。この点からも禁煙することが望ましいのです。

ちなみに、最近登場した加熱式たばこは、従来の紙巻きたばこよりも有害物質が少なく健康への影響も少ないのではないかと考えられています。しかしながら、ニコチンは多く含まれており、そのほかの有害物質もゼロではありません。

また、登場して間もないことから十分に科学的、医学的な検証がなされていないため、長期的にみて健康被害がないという保証はありません。つまり、加熱式たばこなら安心というわけでもありません。

## うつや社会的な孤立も認知症の大きなリスク

喫煙の次にリスクの割合が高いのが、うつと社会的孤立です。高齢者の場合、うつと認知症はとても密接な関係があります。

高齢者のうつには、若い世代とは異なる特徴があります。高齢になると、体力の衰えや身体機能の低下によって思うようにからだが動かなくなることを自分でもうまく受け入れられなくなります。また、定年退職して社会とのつながりが希薄になると、不安や孤独を強く感じるようになります。それがうつの発症につながることがあるのです。

また、生活習慣病との関連も顕著です。高齢者のうつには高血圧や肥満、喫煙、糖尿病などが危険因子となっています。なかでも糖尿病は双方向で影響し合っており、うつがあると糖尿病になるリスクが1・6倍で、糖尿病があるとうつ病を発症するリスクが1・15倍になるという報告があります。

もうひとつ、重要な問題があります。高齢者の場合、うつと認知症を併発することが多い点です。うつが認知症の前触れとして現れることもあれば、うつによって集中力や判断力が低下して認知症のような症状が現れることがあります。うつが認知症のリスクを高めているのには、こうした理由があるのです。

社会的孤立がうつと同じ4％と高めのリスクになっている点も高齢者ゆえの特徴でしょう。

最近では定年退職後もアルバイトやパートなどで仕事を続けている人も増えていますが、ある程度の年齢になって仕事を引退すると社会とのつながりがどうしても疎遠になりがちです。

家族や友人、近所の人たちと交流があるとか、地域の高齢者クラブに参加している、ボランティア活動などに取り組んでいるという人は社会的孤立を防ぎやすいのですが、もともと人づきあいが苦手な人や、加齢にともなう難聴でコミュニケーションが困難になっていると孤立しがちです。

特に男性では、それまで仕事ひとすじでご近所づきあいなど地域とのつながりをあまりもたずに過ごしてきた人は、熱心に打ち込める趣味などがないと孤立してしまうケースが多く見られます。これが認知症のリスクを高めるのです。

社会的孤立の状態にあると喫煙や飲酒の量が多く、身体活動量が少なく、睡眠障害がある人の割合が多いという報告があります。

さらに、社会的孤立の状態にある人の脳を調べた研究では、脳の灰白質《かいはくしつ》（神経細胞が集合している領域のこと）が減少しており、社会的孤立が認知症の発症に大きく影響しているともいわれています。

社会的孤立は、周囲の働きかけや本人が意識を変えることで改善できます。あまり人と接していない、人づきあいが少ないと自覚している人は、認知症を予防するためにも社会参加を心がけることが大切です。

なお、社会的孤立には身体不活動も少なからず影響しています。加齢によるフレイル（虚弱）やサルコペニア（筋肉の減少）、変形性関節症や骨粗しょう症などによる痛みで日常生活の動作が制限されたり、脳卒中の後遺症による片麻痺などがあったりすると思うように行動できず、家に閉じこもりがちになります。するとからだを動かすのがますます困難になるという悪循環に陥ります。

同居する家族がいればまだしも、日本ではひとり暮らしの高齢者も増えています。外出がままならず、他者とコミュニケーションをもつ機会が極端に減ってしまうと認知症のリスクが高まります。

糖尿病は高齢期の認知症リスクとして割合は1％と高くはありませんが、やはり見すごせない要因です。糖尿病がアルツハイマー型認知症の発症リスクを高めることはすでに述べたとおりで（→P66）、高齢期であっても糖尿病の治療や血糖値をコントロールするための食事療法、運動療法を継続することはとても重要です。

# 「さびどめ」で生活習慣病や認知症を予防する

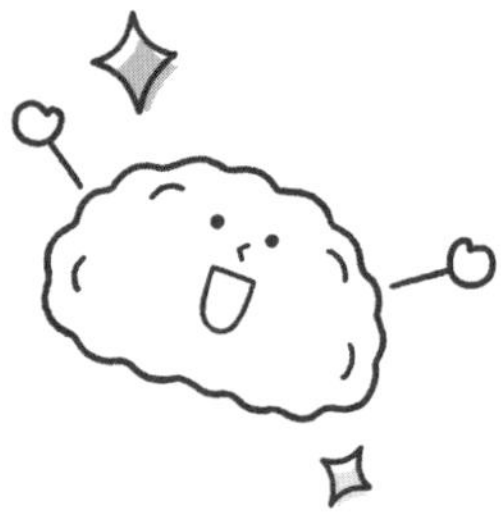

酸化や糖化によってさびが生じると慢性炎症が引き起こされ、からだの内側も外側も老化が進んでしまいます。その影響で高血圧や糖尿病、がんなどの生活習慣病が引き起こされ、認知症を発症するリスクも高くなります。さびをなんとか取り除きたいところですが、さびによってついた傷を修復する力はあるものの、残念ながらすでにからだについてしまったさびを取り去る方法はありません。だからといってさびが増えるままにしておくと、生活習慣病や認知症を引き寄せることになります。

大切なのは、これ以上さびを増やさないようにすること。すぐにでも酸化や糖化の害を防ぐ「さびどめ」を始めるべきです。

## 「さびどめ力」は加齢によって衰える

私たちのからだには酸化の害から身を守る抗酸化作用が備わっています。そのおかげで活性酸素が体内で絶えず発生してもその産出を抑えたり、酸化によって細胞に生じた傷を修復したり再生したりできています。これはいわば自前の「さびどめ力（抗酸化力）」です。

人のからだでこのさびどめの役割を担っているのが、スーパーオキシドジスムターゼやカタラーゼ、グルタチオンペルオキシダーゼといった抗酸化酵素です。

ところが、体内で活性酸素の産出量が増えすぎると、抗酸化作用でも防ぎきれずに酸化ストレスの状態になります。

活性酸素を増やす要因としては紫外線や放射線、大気汚染、たばこなどが知られていますが、そのほかにも過度の運動や飲酒、強いストレス、栄養バランスの乱れた食生活、睡眠不足などが影響します。こうした好ましくない生活習慣が多いほど、体内で活性酸素を大量に発生させることになります。

さらに悪いことに、からだのさびどめ力は加齢によって低下します。細胞の老化にともなって抗酸化酵素をつくる働きが衰えてくるからです。そのため、歳をとると酸化の害に負けて酸化ストレスにさらされやすくなってしまいます。中高年になると高血圧や糖尿病などの生活習慣、認知症になる人が増えてくるのも、からだのさびどめ力の衰えが背景にあるのです。

## 認知症の予防には脳トレよりも「さびどめ」がおすすめ

認知症の予防といえば算数の計算や漢字の書き取り、記憶力テストなど、いわゆる脳トレに励んでいる人も多いかもしれません。

誰かとおしゃべりしたり、コミュニケーションをとったりしながら楽しんで脳トレを行えば脳にとってよい刺激になり、認知機能を高める効果が期待できます。他者との会話や人づきあいは、高齢期の認知症リスクとなる社会的孤立（↓P81）を防ぐことにもつながります。

認知症予防になにより不可欠なのは、からだのさび対策です。体内の酸化や糖化による炎症、糖尿病などの生活習慣病によってたまったさびが認知症の危険を高めます。ならば、さびをどうにかするしかないのです。

## さびをつくらせない・増やさない生活習慣を身につける

からだのさびを今以上つくらせない、できるだけ増やさないようにするには、体内で発生する活性酸素の量を必要以上に増やさないように抑える必要があります。

余分な活性酸素が発生してしまう主な外的要因には、紫外線や大気汚染、飲酒、喫煙、過度の運動、ストレスなどがあげられています。ふだんの生活でこうした要因を最小限にする工夫をすればよいのです。

### ①紫外線対策をする

顔や手足など日差しにさらされる部分に日焼け止めを塗る、帽子や日傘を使う、長袖の衣服などで紫外線を遮るといった工夫を。女性は美容面のこともあり、紫外線対策をしっかり行う人が多いのですが、男性はおろそかになりがちです。最近では男性用の紫外線対策グッズも増えているので、しっかり対策をしましょう。

### ②大気汚染に注意

車の排気ガス、黄砂《こうさ》、ＰＭ２・５などの有害物質を吸い込むと体内で活性酸素がつくられやすくなります。黄砂やＰＭ２・５の注意警報が出ているときは外出を控える、マスクをするなど、できるだけ触れないように、吸い込まないように気をつけます。

### ③過度の飲酒をやめる

お酒を飲むと、肝臓でアルコールを分解するときに活性酸素が発生します。毎日の晩酌が楽しみな人も多いでしょうが、飲酒の量と回数を減らす努力をしましょう。過度の飲酒は高血糖や糖尿病になりやすく、高血圧や脂質異常症の原因にもなります。これらはいずれも認知症の危険因子となります。

### ④禁煙する

たばこは活性酸素を増やすだけでなく、数多くの健康被害があります。できるだけ早く禁煙するのがベスト。自力での禁煙がむずかしい場合は、かかりつけ医に相談して禁煙治療を受けるとよいでしょう。

### ⑤適度な運動を行う

激しい運動は全身の筋肉を使うため、血流量や酸素量が増えて大量の活性酸素を発生させます。健康のために運動をする場合は、あまりハードなものは適しません。ウォーキングや軽めのジョギング、水中ウォーキングなどはからだの抗酸化作用を高めるのでおすすめです。

### ⑥ストレスを解消する

仕事や人間関係の悩みなど強いストレスがあると活性酸素が発生しやすくなります。

趣味や好きなことで気分転換をはかり、ストレスはこまめに解消しましょう。なお、ストレス解消のためにお酒を飲みすぎたり、どか食いで食べすぎたりするのもNG。もちろん、たばこの吸いすぎも厳禁です。

### ⑦十分な睡眠をとる

睡眠不足は疲労を蓄積させ、強いストレスになります。からだの疲れがとれてスッキリとし、しっかり休めたと実感できる程度の睡眠時間を確保しましょう。からだの抗酸化作用を良好に保つうえでも十分な睡眠が必要です。

## さびどめには何を・どうやって食べるかがポイント

からだのさびをこれ以上つくらせない、増やさないためには食事がとても重要な役割をもっています。からだには抗酸化作用が備わっているものの、その力は加齢によって衰えてきます。一方、からだの中ではつねに活性酸素が発生しています。食べ物によって、傷ついた細胞が修復されたり、余分な活性酸素を減らすことはできません。でも、その害を最小限にくい止めるには、食べ物のもつ力が役立ちます。

ポリフェノールやフィトケミカル、ビタミンC・Eなどに代表される「抗酸化成分」や「抗酸化ビタミン」という言葉を聞いたことがある人も多いでしょう。私たちがふだん口にしている食品には、抗酸化作用をもつ成分が含まれているものがたくさんあります。からだのさびを抑えるには、こうした食品のもつ成分が助けになります。食事は毎日のことなので、食べるものからの影響は小さくありません。

生活習慣病や認知症のリスクを下げるには、3章と4章で紹介するさびを抑える食材を上手にとり入れて、毎日食べるスープをつくりましょう。

# 3章

# 〝おそうじ〟と〝さびどめ〟におすすめの食材

# 認知症を予防する「最適な食事」が明らかになってきた

腸内細菌と認知症には関連があること、またからだにたまるさびの害が生活習慣病に関係していることを1章と2章で解説しました。では、脳の健康を守り、生活習慣病や認知症を予防するにはどんな食事をすればよいのでしょう。

これについても研究が行われており、腸内細菌を良好な状態に導き、さびの害を防ぐ食品や食べ方がわかってきました。

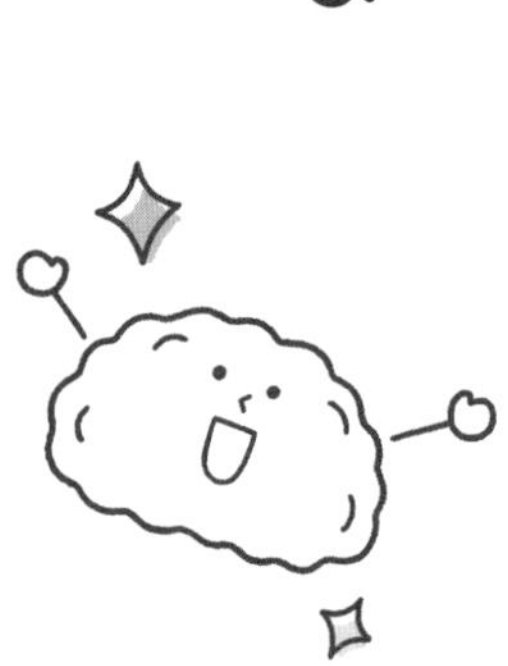

## 認知症のリスクを下げるには食事からアプローチを

認知症の危険因子には加齢、遺伝子、喫煙などの生活習慣をはじめ、高血圧や糖尿病、脂質異常症などの血管にダメージを与える生活習慣病などがあります。

そしてこれらの危険因子に対抗する防御因子には食事、運動や余暇活動、社会参加、精神活動、認知訓練などがありますが、なかでも注目されているのが食事です。

認知症疾患診療ガイドライン（２０１７年）では、炭水化物を主とする高カロリー食、低たんぱく食や低脂肪食が軽度認知障害（ＭＣＩ）や認知症のリスクを高めることがある、とあります。一方で、大豆や大豆食品、野菜、海藻類、牛乳・乳製品の摂取は、認知症のリスクを軽減するという疫学研究からの報告もあります。

ＷＨＯ（世界保健機関）も認知症予防には栄養バランスのとれた食事を推奨しており、肉類などの飽和脂肪酸を多く含む高脂肪食が多い西洋型の食事は認知機能低下の危険因子としています。

こうした現況から認知症と食事に関するさまざまな検証が世界中で行われています。その一例が、「地中海食」や「マインド（ＭＩＮＤ）食」に関する調査です。

地中海食とは、イタリアやギリシャ、スペインなどの地中海沿岸の国々で食べられている伝統的な料理で、次のような特徴があります。
①くだものや野菜を豊富に使う
②肉類よりも魚を多く使う
③オリーブ油、ナッツ類、豆類、全粒粉などの未精製の穀物を使う
④食事と一緒に適量の赤ワインを飲む

こうした食材の選び方のほかに、食べる頻度も重要としています。牛肉や豚肉、お菓子などの甘いものは月に数回、鶏肉や卵、チーズなどの乳製品は週に数回、魚介類は毎週少なくとも2回、そして、野菜やくだもの、オリーブ油、全粒粉、ナッツ類、豆類、ハーブやスパイスなどは毎日・毎食とるというものです。

地中海食が注目されたのは、1985年にアメリカや日本など7カ国が行った疫学調査の結果によります。地中海沿岸の諸国では高脂肪食を食べているにもかかわらず血中コレステロール値が低く、動脈硬化によって起こる狭心症や心筋梗塞、脳血管障害などが少ないことが報告されたのです。

不飽和脂肪酸が多く含まれているオリーブ油を常用し、高コレステロールで動脈硬化を促す飽和脂肪酸の多い肉類の摂取が少ないこと、さらに野菜やくだものなど植物性の食品を多くとっていることが要因として考えられました。

オリーブ油の効果については、アメリカのテンプル大学の研究グループによる実験結果が注目されました。アルツハイマー型認知症を発症する遺伝子をもつマウスに、エキストラバージンオリーブ油を含む餌を与えるという実験です。すると、オリーブ油入りの餌を与えたマウスは、オリーブ油入りの餌を与えていないマウスと比較し、記憶力や学習能力などの認知機能が高いという結果が出たのです。

脳の組織を調べてみると、オリーブ油入りの餌を与えたマウスはアルツハイマー型認知症の特徴であるアミロイドβの蓄積が少なく、神経細胞間の接合部が保たれていることもわかりました。アミロイドβなどの老廃物を排除する働きが活性化されており、このことがアルツハイマー型認知症の予防につながったと考えられています。

地中海食が認知症予防によいといわれているのはこうした理由からです。

そしてアメリカのラッシュ大学のPuja Agarwal氏らの研究により、新たな報告がありました。それによると、地中海食やこのあと説明するマインド食のように緑色の葉物野菜や魚などの食品を多く食べる習慣がある高齢者は脳年齢が若く、アルツハイマー型認知症の特徴である脳内のアミロイドβの蓄積とタウたんぱくの凝集による神経原線維の変化が少なかったというのです。マインド食は地中海食とよく似ていますが、特に緑色の葉物野菜やベリー類を積極的にとるのが特徴です。

また、地中海食とマインド食はどちらも肉類（赤肉）や砂糖、加工食品などの摂取が少ない反面、体内の炎症を抑え、酸化や糖化の害からからだを守る栄養素が含まれている野菜やくだものを多く摂取しており、それがよい効果をもたらしていると考えられています。

この研究では、参加者の食事が地中海食の要素をどの程度満たしているかをスコア化して3つのグループに分けました。そして、参加者のうち581人の死亡後、脳の組織を調べてみたのです。すると、地中海食スコアが最も高いグループでは、スコアが最も低いグループと比較して、アミロイドβの蓄積量と神経原線維の変化による脳年齢が18歳低い、つまり脳年齢が若いことが示されました。

マインド食も同様にスコア化して比較すると、やはり最高スコアのグループと最低スコアのグループには脳年齢にして12歳の差がありました。

さらに、緑色の葉野菜の摂取量が週7サービング（サービングとは食事の提供量の単位、1食分として食べる量のこと）以上の人は、週1サービング以下の人たちと比べて脳年齢が約19歳も低かったのです。

以上の結果からPuja Agarwal氏らは、アルツハイマー型認知症の特徴的なサインである脳のアミロイドβの蓄積や神経原線維の変化には食事が関係しており、食生活を変えることで差が生じるとしています。

もちろん食事だけで認知症を予防できるということではありませんが、健康的な食生活が脳の老化を抑える可能性が高いことは確かだといえそうです。

地中海食やマインド食が認知症の予防によいことはわかりましたが、ただ、日本の食文化や食習慣にはあまりなじみのない食品も含まれているため、日常的にとり入れるのがむずかしいのも事実です。

では、日本人がふだんよく食べている食事と認知症にはなにか関連があるのでしょうか。日本食と認知症の関連を調べたところ、興味深い結果が得られたのです。

## 腸内細菌を調べてわかった！「現代的日本食＋コーヒー」がカギ

1章で述べたように、認知症と腸内細菌にはなんらかの関連があることが明らかになりましたが、腸内細菌にはなにが最も強く影響しているかというと、やはり「食事」です。腸内細菌はどんなものをよく食べているのかによって大きく異なります。

また、伝統的な日本食は魚や野菜、豆類の摂取が多く、地中海食と同じく認知症のリスクを下げるという報告もあります。

そこで、国立長寿医療研究センターの研究グループでは認知症と腸内細菌には関連があることをふまえ、なにを食べているのかを詳しく調べることにしたのです。もの忘れ外来の患者さん85人を対象に、その食事内容を分類して認知症との関連を調査しました。

調査では、以下のように昔ながらの和食で構成された「伝統的日本食」をベースに、これに豆類・きのこ類・くだものをプラスした「現代的日本食」、そして現代的日本

図9 スコアが高いほど認知症の割合は低い

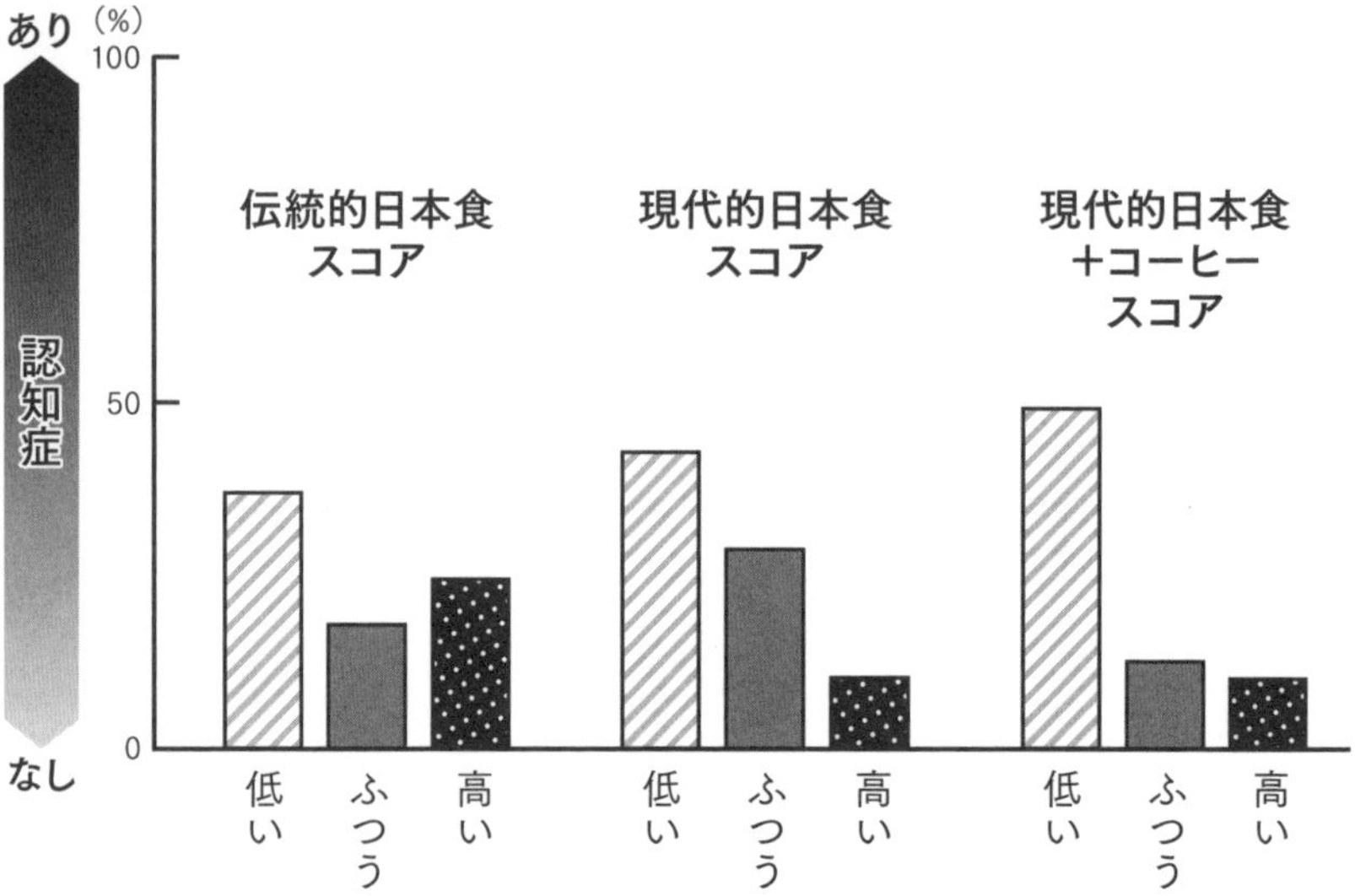


(Saji N, et al. Nutrition. 2022)

食にさらにコーヒーをプラスした「コーヒーを含む現代的日本食」の3つに食事内容を分類しました。内訳は以下のとおりです。

- 「伝統的日本食」：米飯・みそ・魚介類・緑黄色野菜・海藻類・漬け物・緑茶（牛肉と豚肉、コーヒーはマイナススコアとする）
- 「現代的日本食」：伝統的日本食（米飯・みそ・魚介類・緑黄色野菜・海藻類・漬け物・緑茶）＋豆類・きのこ類・くだもの
- 「現代的日本食＋コーヒー」：現代的和食（米飯・みそ・魚介類・緑黄色野菜・海藻類・漬け物・緑茶・豆類・きのこ類・くだもの）＋コーヒー

## 図10 認知症でない人がよく食べていたもの

| | 認知症でない人（n=62） | 認知症の人（n=23） | P値 |
|---|---|---|---|
| 魚介類 | 65% | 39% | 0.048 |
| きのこ類 | 61% | 30% | 0.015 |
| 大豆類 | 63% | 30% | 0.013 |
| コーヒー | 71% | 44% | 0.024 |

※P 値は統計学的な有意差を示す。通常 0.05 未満を有意であると判定される。
(Saji N, et al. Nutrition. 2022)

これらに含まれている食材を摂取したらプラス1、あるいはマイナス1として「日本食スコア」を算出し、その数値と認知症の有無を比較しました。

結果は、図9にあるように、「現代的日本食」と「現代的日本食＋コーヒー」のスコアが高いグループほど、認知症の割合が低いことがわかったのです。

さらに食品を細かく見ていくと85人の患者さんのうち認知機能がよい人は、認知機能の低下が見られる人に比べて魚介類、きのこ類、豆類、コーヒーをよく摂取していることがわかりました（図10）。

このことから、認知症の予防には伝統的な日本食の食材である緑黄色野菜、穀類、海藻類、みそ、漬け物、魚介類、緑茶の7品目に、豆類、くだもの、きのこ類、コーヒーの4品目を加えた、合計

11品目の食品が推奨されるという結果が得られました。

「現代的日本食＋コーヒー」の食事をしている人たちには認知症の人が少なく、食生活による腸内細菌の違いが認知機能に影響していることが有意に示されたのです。

「現代的日本食＋コーヒー」でよく食べられている食品の特徴は、糖質・脂質・たんぱく質の三大栄養素に加え、以下のように各種のビタミンやミネラル、食物繊維、そしてからだによい作用をもたらす機能性成分が豊富に含まれていることです。

**①緑黄色野菜**

緑や黄色、赤、オレンジ色などの濃い色の野菜には、ビタミンC・E・K、葉酸、カリウム、鉄などが含まれています。また、抗酸化成分であるβカロテンやポリフェノールも多いのが特徴です。

**②穀類**

日本では主食の米（玄米や胚芽米を含む）をはじめ、そば、大麦、ひえやあわなどの雑穀類、オートミールなどがよく食べられています。精製されたものよりも玄米や胚芽米、全粒粉などのほうが食物繊維やビタミン、ミネラルが多く含まれています。

**③海藻類**

日本食の特徴的な食材のひとつです。わかめやこんぶ、ひじき、のりなどには食物繊維が非常に豊富です。食物繊維は消化に時間がかかるため、血糖値の急上昇を抑える働きがあります。また、腸内で善玉菌の餌となる水溶性食物繊維が多いのが特徴です。鉄やカルシウム、ヨウ素などのミネラルも含まれています。

**④みそ**

代表的な和食の食材です。主原料である大豆には植物性たんぱく質が豊富で、発酵によって生み出される乳酸菌やアミノ酸、ビタミンなども含まれています。

**⑤漬け物**

漬け物には多くの種類がありますが、なかでも注目したいのがぬか漬けです。発酵によって乳酸菌などの善玉菌が含まれているのが特徴です。

ほかに、日本の伝統的な漬け物ではありませんが、キムチにも乳酸菌が含まれています。

**⑥魚介類**

日本人にとっては昔から重要なたんぱく源です。特に、いわしやさば、あじ、さんまなどの青背《あおぜ》の魚に多く含まれている不飽和脂肪酸のひとつ、n-3系脂肪酸のDHAとEPAには血中のコレステロール、中性脂肪を下げる作用や脳の働きを高める効果があるといわれています。

### ⑦緑茶

渋みや苦味の成分であるカテキンには、強い抗酸化作用があります。

### ⑧豆類

日本には大豆や大豆を原料とした納豆や豆腐、厚揚げなどの食品が多種類あります。調味料のみそやしょうゆの原料でもあります。特に納豆は、認知機能の低下を防ぐ効果も期待されています（→P119）。大豆にはたんぱく質や食物繊維、ビタミン、カルシウムや鉄などのミネラルが含まれています。また、機能性成分のイソフラボンは女性ホルモン様の働きがあることや、骨粗しょう症の予防にも役立ちます。

### ⑨くだもの

ビタミンやカリウムなどのミネラル、食物繊維、クエン酸などの有機酸が含まれています。赤や紫などの色素には抗酸化作用のあるポリフェノールも豊富です。

### ⑩きのこ類

食物繊維が非常に豊富で、低カロリーなので肥満や糖尿病など生活習慣病の予防・改善に役立ちます。ビタミンB群、ビタミンD、カリウムなども多く含まれています。

### ⑪コーヒー

クロロゲン酸というポリフェノールが含まれており、抗酸化作用が期待できます。

## 図11 豆類は認知症予防に有効

［豆類・総イソフラボンの摂取と10年後の認知機能低下リスク］

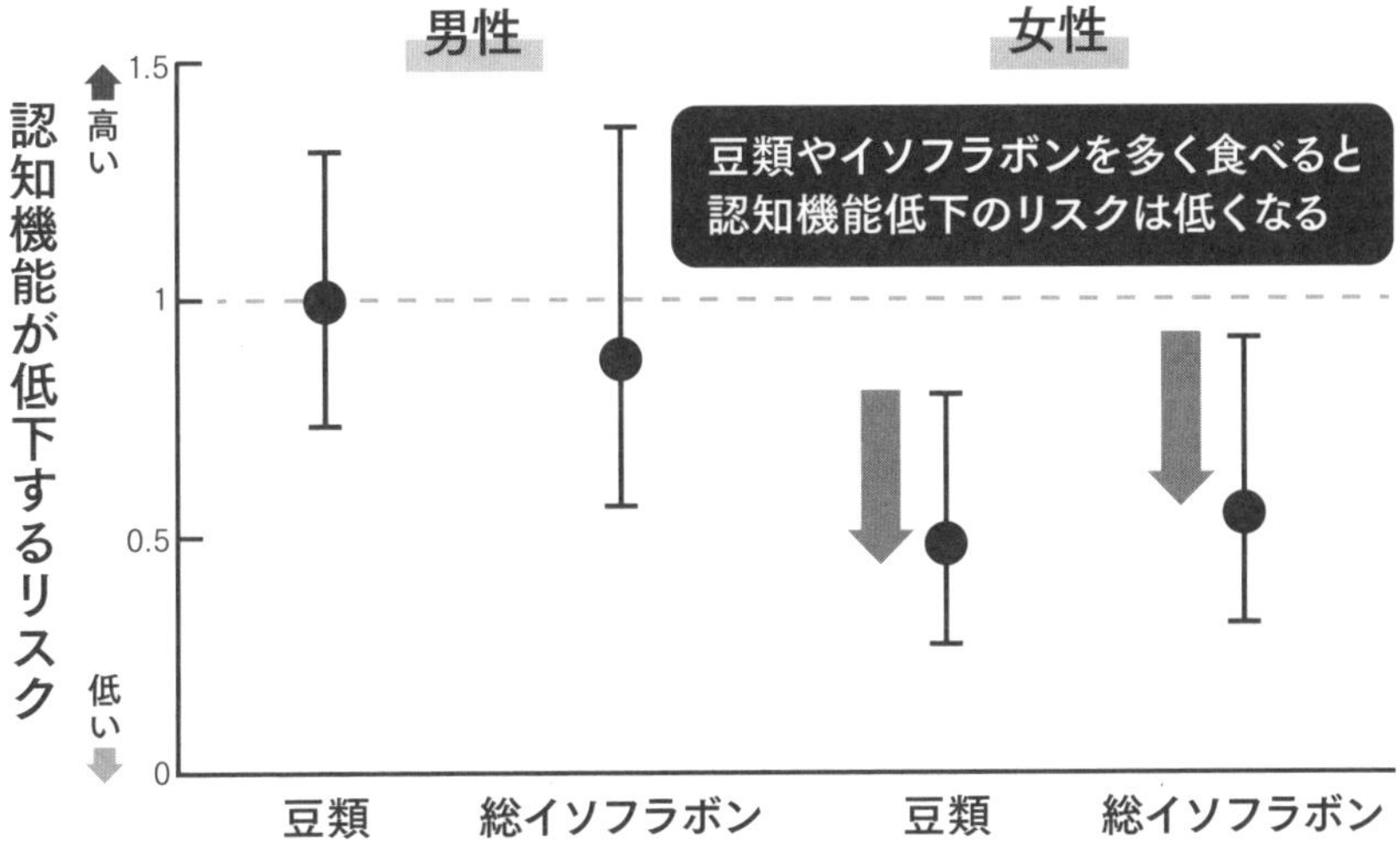


（Nakamoto M, et al. Eur J Clin Nutr. 2018）

なお、コーヒーには別の効果があるのではないと考えられています（↓P108）。

認知症を予防するには、これらの「現代的日本食＋コーヒー」の11品目を意識して食事にとり入れてみてはいかがでしょう。

### 豆類や魚介類など日本食に特徴的な食材がポイント

11品目の食品のなかでも特に注目したいのが、豆類と魚介類です。これらは日本人の伝統的な和食でよく食べられてきた食材ですが、認知症の予防において特にすぐれた効果が期待できそうなのです。

まず、豆類をよく食べている人は、認知機能の低下リスクが低くなるというデータがあります（図11）。

国立長寿医療研究センターの老化疫学研究部が行った研究では、地域在住の60歳以上の男女を対象に、豆類や豆製品に含まれている総イソフラボンの摂取量が10年後の認知機能低下リスクにどのように影響しているのかを調べました。

グラフでもわかるように、男性の場合は残念ながら豆類の摂取量と認知機能には関連がないことがわかりました。一方、女性は豆類やイソフラボンの摂取量が多い人は10年後の認知機能低下のリスクが低くなっているのです。このことから、女性は積極的に豆類をとることがすすめられます。

豆類、特に日本には納豆や豆腐、がんもどき、厚揚げ、油揚げ、豆乳、ゆばなど、大豆が原料の食品が多種類あります。手軽にこれらの食品を毎日の食卓にとり入れることができそうです。なお、みそやしょうゆも同じく大豆が原料ですが、塩分が多いのでとりすぎにならないように注意しましょう。

魚介類のなかでは、いわしやさば、あじ、さんまなどの青魚が認知症の予防にはおすすめです。

青魚にはＤＨＡという必須脂肪酸（体内で合成できないため食物からとる必要があ

## 図12 DHAは認知症予防に効果的

［血液中のDHA濃度と10年後の認知機能低下との関連］

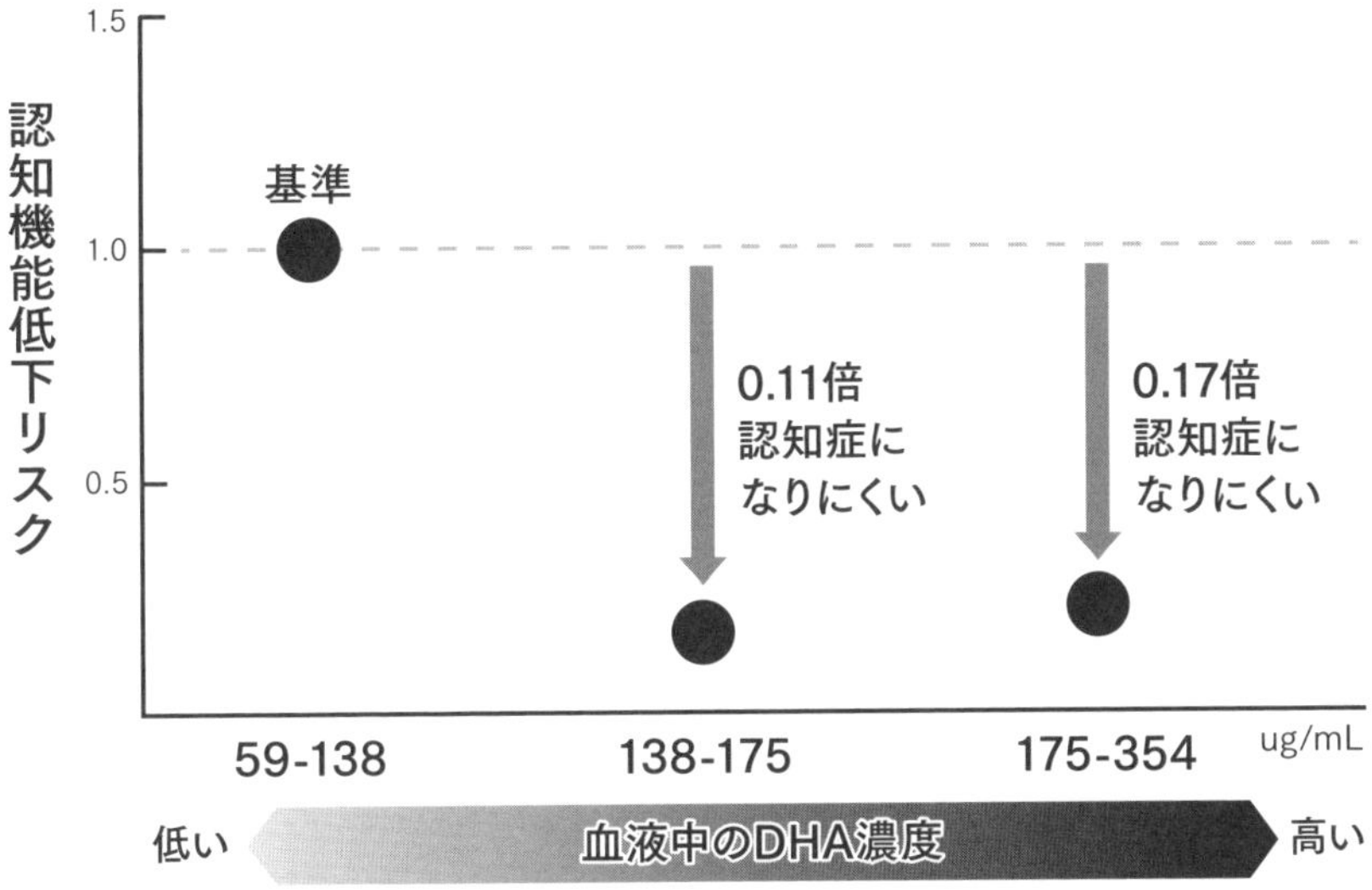


（Otsuka R, et al. Eur J Clin Nutr. 2014 より）

る栄養成分）が多く含まれています。

DHAは多価不飽和脂肪酸のうちn-3系に分類される脂肪酸で、血中の余分なコレステロールや中性脂肪を減らす働きがあり、動脈硬化の予防に役立ちます。

また、DHAは脳内の細胞膜に多く含まれる成分でもあり、記憶力や集中力を高める作用もあるといわれています。

このDHAの効果を調べた疫学調査も行われています。60歳以上の人を対象に、血中のDHA濃度によって10年後の認知機能低下のリスクを調べたものです。

結果は図12にもあるように、血液

中のDHA濃度が最も低いグループと比較して、中程度の人たちは10年後の認知機能低下リスクが0・11倍低下しにくい（認知症になりにくい）、最も高い人たちでは0・17倍低下しにくい（認知症になりにくい）という結果が出ました。

DHAは必須脂肪酸で、人のからだではほとんどつくられません。そのため、青魚など食べ物からとるしかありません。

ちなみに、青背の魚にはEPAというもう1種類のn－3系脂肪酸も多く含まれています。EPAには血液中の余分な中性脂肪を減らす作用や血栓ができるのを防ぐ作用があり、DHAと同じく動脈硬化の予防に役立つ成分です。

## かたよらず多種類の食品を食べるほど認知症になりにくい

認知症の予防には豆類や魚介類などがすすめられていますが、こうした食事に関する調査で、ある事実が浮き上がってきました。おかず（副菜）が少なく、穀類中心の食事をとっている人は認知機能の低下するリスクが高いということです。

認知症の予防には栄養バランスのとれた食事がよいとよくいわれていますが、いろいろな食品を食べることの健康効果について、これまで調べられたことがありません

## 図13　多種類の食品を食べている人は認知症になりにくい

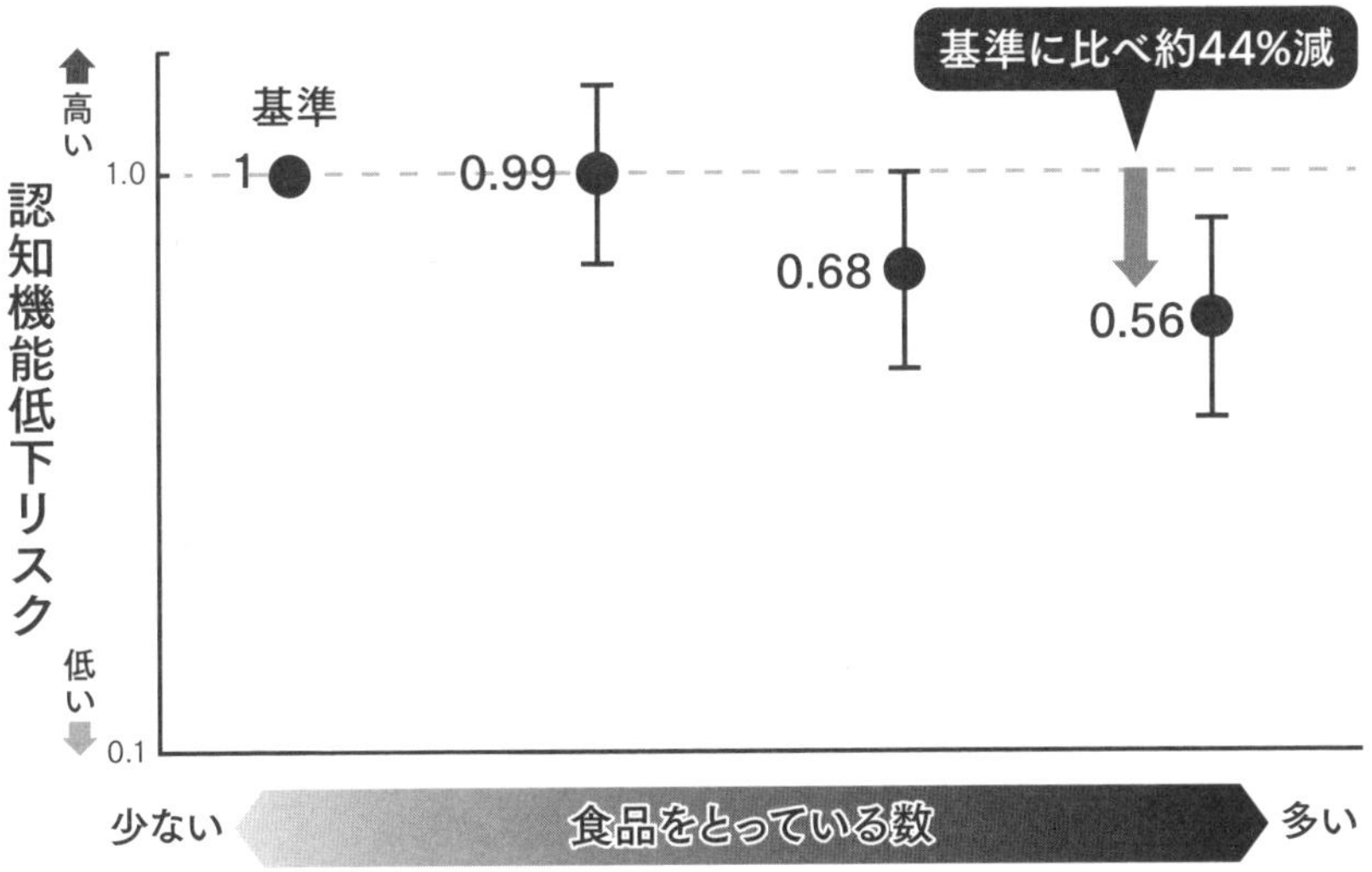


（Otsuka R, et al. Geriatr Gerontol Int. 2017）

でした。そこで国立長寿医療研究センターでは、地域在住の60歳以上を対象に行った2000〜2012年の食事の調査に関するデータを用いて、食品摂取の多様性と認知機能の関連を調べたのです。

　食品摂取の多様性は3日間の食事内容を計量して記録し、その多様性をスコア化しました。さらに認知機能は、ＭＭＳＥ（ミニメンタルステート検査）というテストを行って判定しました。

　その結果は図13にあるように、食品の多様性が乏しい、つまり多種類の食品を食べていないグループの認知機能低下リスクを基準の1とした場合、食品の多様性が最も高いグループは0・56（約44％）になりました。つまり、認知機能が低下しくいことが示されたのです。

食品の多様性が高い人が認知機能の低下を抑えられた理由としては、多種類の食品をとることによってたんぱく質や脂質、ビタミンやミネラルなどの各種の栄養素の摂取量の多さが関係していると考えられます。

また、データとして確認することはできませんが、いろいろな食品を用いて献立を考えたり、調理したりすることが脳によい刺激となっている可能性もあります。

高齢者になるほど食事をつくるのがおっくうになり、ごはんやめん類など炭水化物中心であまりおかずを食べない人も増えてきます。ひとり暮らしの高齢者ではなおさらこうした傾向が強くなりがちですが、炭水化物中心のかたよった食事も認知症のリスクになるといえそうです。

## コーヒーの認知症予防効果は有効成分だけではない

「現代的日本食＋コーヒー」の食事をとっている人には認知症の割合が少ないことがわかりましたが、コーヒーの役割についてもう少し解説しましょう。

コーヒーには抗酸化作用のある「クロロゲン酸」というポリフェノールが含まれて

います。そのため、活性酸素の害を抑えてさびを防ぐ効果が期待できますが、認知症予防に関しては別の役割、位置づけもありそうなのです。

近年では、職場の休憩時間やランチの後などにコーヒーを飲むのが一般的になっています。家庭でもお茶の時間や食後にコーヒーを飲むことが多いものです。また、友人らと出かけた先でコーヒーショップに立ち寄ることもあるでしょう。

認知症の予防には社会的孤立を防ぐことも重要です。このように人と会話したり、コミュニケーションをとったりすることが脳を刺激し、活性化させます。誰かを誘ってコーヒーを飲みながらおしゃべりを楽しむといった、コミュニケーションのアイテムとしてのコーヒーも認知症の予防に役立っているのではないかと考えられます。

# 〝おそうじ〟と〝さびどめ〟のためにとるべき食品

私たちのからだは食べるもので変わります。生活習慣病や認知症の予防には、食生活が大きく影響しています。〝おそうじ〟に役立つ腸内環境を整える働きがある食品や、〝さびどめ〟に効果的な抗酸化作用がある食品を上手にとり入れていきましょう。

## さびどめならおまかせ！　抗酸化作用がある栄養成分

体内で発生する活性酸素によって細胞が酸化されると、からだにさびがたまって老化が進みます。酸化の害を防ぐには抗酸化作用をもつ栄養成分をとり、からだのもつ抗酸化機能をアップさせて対抗しましょう。

野菜やくだものに含まれる成分で抗酸化作用があるのは、ビタミンA・C・Eやポリフェノール、カロテノイド、イオウ化合物などです。

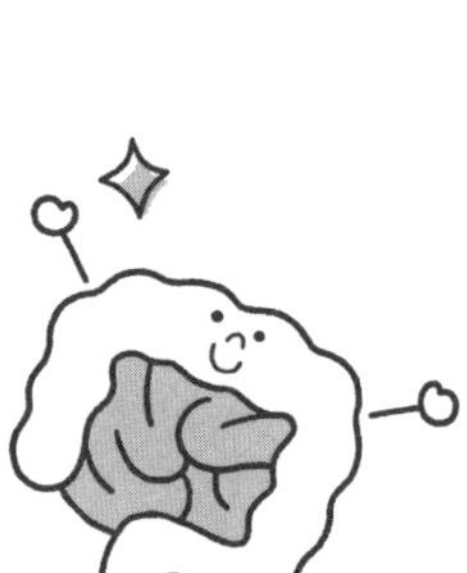

**①ビタミンA**　ビタミンAは、同じく抗酸化成分であるビタミンCの酸化を防ぐことで抗酸化作用を発揮します。動物性食品に含まれているレチノールと、植物性食品に含まれているαまたはβカロテンなどのカロテン類（↓P112）があり、カロテン類は体内でビタミンAに変換されます。

動物性食品のレチノールは牛や豚、鶏などのレバーに多いのですが、これらには脂質もたっぷり含まれているので、生活習慣病や認知症の予防には緑黄色野菜などからカロテン類をとるほうがすすめられます。

カロテン類は脂溶性なので、脂質と一緒にとると吸収率が高くなります。この場合の脂質は、動脈硬化を促す動物性脂肪よりも不飽和脂肪酸の多いオリーブオイルなどの良質の植物性脂肪がおすすめです。

**②ビタミンC**　アスコルビン酸とも呼ばれます。ビタミンEと合わさるとさらに抗酸化作用が高まります。一度に大量に摂取しても余った分は尿として排泄されるため、1日3回の食事でこまめにとるほうが効果的です。

**③ビタミンE**　抗酸化ビタミンのうち、最も強い抗酸化作用があります。オリーブオイルやひまわり油、アーモンドなどのナッツ類に多く含まれています。ビタミンCと一緒にとると、その効果が高まります。

**④ポリフェノール**　苦味や渋み、香り、色素などの成分で、紫外線などの刺激から植物自体が身を守るためにつくられるものです。アントシアニン、イソフラボン、セサミン、クルクミン、カテキン、ナスニンなどの種類があります。

**⑤カロテノイド**　動植物に含まれている赤やオレンジ、黄色などの天然色素で、強い抗酸化作用があります。カロテン類とキサントフィル類に分けられます。

カロテン類の代表はα・βカロテン（→P111）やリコピンです。キサントフィル類には、アスタキサンチン、ゼアキサンチン、βクリプトキサンチン、フコキサンチン、ルテインなどがあります。

**⑥イオウ化合物**　にんにくやねぎ、たまねぎなどの強い刺激臭がある野菜に含まれている香り成分です。アリシン、イソチオシアネート、硫化アリル、スルフォラファンなどの種類があります。

これらの抗酸化ビタミンや抗酸化成分が含まれる食品は次のとおりです。

## おそうじ・さびどめ成分を多く含む主な野菜

**・アスパラガス**　グリーンアスパラガスにはβカロテン、ビタミンEが含まれています。ビタミン$B_1$・$B_2$も多く、疲労回復に効果があります。なお、ホワイト種のアスパラガスには色素成分であるβカロテンは含まれていません。

**・かぼちゃ**　鮮やかな黄色い色素のもとがβカロテンです。ビタミンC・Eも含まれており、すぐれた抗酸化作用があります。βカロテンは皮の部分にも含まれているので、全部むかずに硬い部分だけを取り除き、できるだけ皮も一緒に食べましょう。

**・きゅうり**　水分が9割を占めますが、高血圧の人におすすめのカリウムが多く含まれています。生のまま食べることが多いのですが、ぬか漬けにするとカリウムは約3倍に、ビタミン$B_1$は約10倍に増えます。

**・小松菜**　βカロテンが多く、またビタミンCも含まれています。最近出回っている紫色のものには、βカロテンやアントシアニンなどの抗酸化成分が含まれています。野菜ではめずらしくカルシウムも豊富です。

**・春菊**　独特の香りが食欲をそそる野菜です。βカロテンのほか、ビタミンC・Eも多く含まれています。

**・大根**　葉にはβカロテン、ビタミンCとも多く含まれています。カルシウムが多いのも特徴です。βカロテンの吸収率を高めるには、刻んで油炒めなどにするとよいでしょう。葉は切り取って売られていることが多いので、葉つきの大根が手に入ったときは捨てずに活用しましょう。白い根の部分には抗酸化作用のあるイソチオシアネートが含まれています。特に、根の先端部分には葉に近い部分より約10倍も多いといわれています。抗酸化ビタミンのビタミンCも多いのですが、加熱調理では損失が大きいので、大根おろしのように生で食べると効率よくとれます。

**•たまねぎ**　香りと辛みの成分である硫化アリルは、抗酸化作用のあるイオウ化合物の一種です。水溶性なので、水に長時間さらすと損なわれます。サラダなどで生食するときは、空気に10分ほどさらします。

**•チンゲン菜**　βカロテン、ビタミンC・Eなど抗酸成分がまとめてとれます。味にくせがなく、和・洋・中どの献立にも使いやすい野菜です。カルシウムや鉄も含まれており、特にカルシウムはほうれん草よりも多いのが特徴です。

**•トマト**　赤い色素はリコピンという抗酸化成分で、βカロテンよりも強い抗酸化作用があるといわれています。完熟したものほどリコピンの含有量も増えるので、緑色の部分が残っている場合はよく熟してから食べるとよいでしょう。ビタミンCや疲労回復に効果があるクエン酸も多く含まれています。加熱するとリコピンの抗酸化作用がアップします。黄色やオレンジ色の品種も栄養的にはほぼ同じです。

**•なす**　つやのある紫色は、ナスニンやヒアシンと呼ばれるアントシアニン系のポリフェノールで、強い抗酸化作用があります。白色やうす緑色のなすには、これらの色素は含まれていません。また、なすに含まれているアクのもとも抗酸化物質であるクロロゲン酸で、長時間水にさらすと溶け出してしまいます。アク抜きは短時間にとどめましょう。油を使う調理によって抗酸化成分の吸収率はよくなりますが、なすは油を吸いやすいので、カロリーオーバーにならないように注意します。最近、機能性成分のコリンエステルが含まれていることがわかりました。コリンという栄養成分と酢酸などの有機酸が結合した化合物で、血圧を低下させることが明らかになりました。

・**にら**　強い香りのもとは、抗酸化物質の硫化アリルによるものです。βカロテン、ビタミンCも含まれています。レバーと組み合わせると、抗酸化作用のあるビタミンAをたっぷりと補給できます。

・**にんじん**　濃いオレンジ色の色素には、βカロテンが多く含まれています。βカロテンは皮の下に多いので、皮はできるだけ薄くむくか、表面をよく洗って皮をむかずに使うようにします。

・**にんにく**　強い独特のにおいは抗酸化作用のあるアリシンによるものです。細かく刻んだり、すり下ろしたりするとより効果を発揮します。

・**ねぎ**　緑色の葉が多い葉ねぎにはβカロテンが多く、白い部分を食べる長ねぎには抗酸化成分のアリシンが多く含まれています。

・**白菜**　抗酸化成分のイソチオシアネートが含まれています。ビタミンCとカリウム、食物繊維も多く含まれています。くせがなく、鍋やスープの具材によく合います。

・**ピーマン**　βカロテンとビタミンC・Eが多く含まれています。ピーマンのビタミンCは熱に強く加熱調理に適しているので、油で炒めたり揚げたりしてもOK。油で調理すると脂溶性のβカロテンの吸収がよくなります。完熟した赤ピーマンには、緑のピーマンよりもビタミン類が多く含まれています。

・**パプリカ**　赤い色素のカプサンチンや黄色のアスタキサンチン、オレンジ色のカロテノイドなどの色素成分に抗酸化作用があります。ビタミンEも多く含まれています。サラダなど生で食べるとビタミンCの損失が少なくてすみます。

・**ブロッコリー**　ビタミンC・E、βカロテンが豊富です。特にビタミンCは野菜のなかではトップクラスの含有量です。また、ブロッコリーの新芽（スプラウト）に多く含まれているスルフォラファンという成分は、がんの予防効果が期待されています。

・**ほうれん草**　鉄分が多いことでよく知られていますが、濃い緑色の葉にはβカロテンも多く含まれています。ビタミンCも含まれているので、強い抗酸化作用が期待できます。

・**レタス**　玉レタスやリーフレタスなどの種類があります。よく食べられている玉レタスにはビタミンCとカリウム、食物繊維が含まれています。サニーレタスやグリーンカールなどのリーフレタスは葉の色が濃く緑黄色野菜に分類されており、抗酸化作用のあるβカロテンが多く含まれています。

## おそうじ・さびどめ成分を多く含むくだもの

・**アボカド**　βカロテンとビタミンEが多く含まれています。また、くだものにしては脂質が多く、オレイン酸やリノール酸、リノレン酸など、動脈硬化の予防に役立つ不飽和脂肪酸で構成されているのが特徴です。

・**ブルーベリー**　濃い青紫色の小さな粒のベリー類で、アントシアニンという色素成分が多く抗酸化作用があります。βカロテンやビタミンEも含まれています。同じくベリー類のラズベリー（フランボワーズ）には赤い色素のアントシアニンが多く、抗酸化作用があります。

## おそうじ・さびどめ成分を多く含む豆類（大豆製品）・きのこ類・海藻類

**豆類（大豆製品）**

・**油揚げ**　油揚げ、厚揚げ、がんもどきなどの種類があります。抗酸化作用のあるイソフラボンや、大豆由来のコリンが含まれています。コリンは水溶性ビタミンで、神経伝達物質のアセチルコリンの材料になる成分で認知症の予防の効果が期待されています。油揚げは豆腐を油で揚げているため脂質が多めなので、調理前に熱湯をかけて油抜きをしてから使うとカロリーをカットできます。

- **枝豆**　大豆のさやが青いうちに収穫したものです。ゆでてそのまま食べたり、サラダや炒め物の具にしたりアレンジしやすいのが特徴です。たんぱく質が多く、大豆にはないβカロテンとビタミンCが含まれています。旬の時期には新鮮な生のものが手に入りますが、冷凍食品もあるのでいつでも手軽に使えて便利です。
- **高野豆腐**　豆腐を冷凍し、乾燥させたものです。水分が抜けているので、豆腐よりも少量で不飽和脂肪酸のn-3系脂肪酸、コリンなどの有効成分をとることができます。
- **豆腐**　抗酸化作用のあるイソフラボンや、認知症予防に役立つコリンが含まれています。大豆よりも消化・吸収がよく、高齢者も食べやすい食材です。
- **大豆**　9種類の必須アミノ酸をバランスよく含む、良質のたんぱく源です。脳の神経伝達物質の材料となるコリン、動脈硬化の予防によいオレイン酸やリノール酸、αリノレン酸、そして抗酸化作用のあるイソフラボンも多く含まれています。
- **豆乳**　良質のたんぱく質、抗酸化成分のイソフラボン、コリンなど大豆由来の栄養素が多く含まれています。不飽和脂肪酸のn－3系脂肪酸も豊富で、動脈硬化や血栓ができるのを防ぐ働きが期待できます。

**・納豆**　蒸した大豆を納豆菌で発酵させた発酵食品で、抗酸化作用のあるイソフラボン、認知症予防に役立つコリンが含まれています。発酵のおかげで消化・吸収がよく、大豆よりも栄養価が高く、ビタミン$B_2$など大豆にはない栄養成分も含まれています。また、発酵成分は腸内環境を整えるのにも役立ちます（↓P129）。

**きのこ類**

**・えのきたけ**　低カロリーで食物繊維が豊富。血管を拡張させて脳の血流を増やすギャバ（γアミノ酪酸）も多く含まれています。また、抗酸化作用のあるエルゴチオネインも含まれています。エルゴチオネインは熱に強く、水に溶けやすい性質があるため、炒め物やスープなどにすると効率よく摂取できます。

**・しいたけ**　うまみ成分のグルタミン酸が豊富で、干ししいたけにするとうまみが増します。エリタデニンというしいたけ特有の成分は血中のコレステロールを下げる効果があるほか、動脈硬化の予防にも役立ちます。ビタミンDが多く、カルシウムの吸収を助けるため、骨粗しょう症の予防にもおすすめです。

・**しめじ**　抗酸化作用のあるエルゴチオネインや食物繊維が多く含まれています。また、植物性食品にはめずらしく、必須アミノ酸のリジンが多く含まれています。

・**まいたけ**　βグルカンが多く含まれています。食物繊維が多く整腸作用があり、便秘の予防・改善に役立ちます。

**海藻類**

・**昆布**　粘り成分であるアルギン酸には血圧を下げる作用があるといわれています。また、フコイダンは食物繊維の一種で、糖質や脂質の吸収を抑える働きがあります。フコキサンチンという褐色の色素成分には体脂肪の蓄積を抑えるほか、脂肪を燃焼させる物質を活性化させる作用もあります。

・**ひじき**　βカロテンとカルシウムが多く含まれています。食物繊維も豊富で、なかでも不溶性食物繊維が多く、腸内で水分を吸ってかさが増えるため、便秘の予防・改善に役立ちます。

・**わかめ**　βカロテンが多く含まれています。ぬめりや粘りのもとであるアルギン酸も多く、腸内で余分なコレステロールの吸収を抑え、動脈硬化や脂質異常症の予防におすすめです。

## ハードル高めの魚料理にはサバ缶、ツナ缶など缶詰が大活躍

魚介類、特にあじやいわし、サバなどの青背《あおぜ》の魚を食べる人は認知症のリスクが低いことはすでに述べたとおりです。

ところが近年、日本人はあまり魚を食べなくなったとか、肉類にかたよった献立が多いなど、認知症予防の観点からはあまり好ましくない食生活になっているようです。

魚介類は鮮度が落ちやすいうえ、ウロコや内臓、骨などを取り除いたり、身を開いたりする下処理に手間がかかります。調理がむずかしそうとか、子どもが食べたがらない、骨があると食べにくいなどの理由で敬遠されがちです。にぎり寿司やさしみならたくさん食べるという人も多いのですが、週に何回もお寿司というワケはいきません。結局、〝魚料理はハードルが高い〟ということになってしまうのです。

しかし、認知症の予防など健康効果を考えると、手間がかかるからという理由で食べないというのはあまりにももったいない話です。

後ろにあげてあるように、DHAやEPAなどのさびどめに効果がある成分を含む魚類はたくさんあります。切り身や下処理をしたものを買ってくれば、それほど調理はむずかしくありません。焼き魚や煮魚などのシンプルな調理でよいので、もっと食

卓に魚類をとり入れましょう。

忙しくて時間がない人や魚の下処理が苦手という人に、ぜひともおすすめしたいのが缶詰です。サバ、いわし、さけ、まぐろなどは水煮やオイル漬け、味つけしたものなどさまざまな種類の缶詰が市販されています。缶詰はそのままでも食べられる状態になっているので、ちょっとアレンジするだけで簡単に魚料理を一品つくれます。もっと缶詰を活用して、魚料理を食べる機会を増やしましょう。

## 〝おそうじ〟に欠かせない腸内細菌をぐんぐん増やす栄養成分

脳腸相関によって認知症と腸内細菌にはなんらかの関連があるとわかった以上、腸内環境を良好に保つことが認知症予防においては重要です。そのためには腸の〝おそうじ〟に役立つ栄養成分を意識してとりたいものです。

腸内環境を整えるには善玉の腸内細菌を増やすことが必要ですが、そのために提唱されているのが「シンバイオティクス」です。これは「プロバイオティクス」と「プレバイオティクス」を組み合わせた方法です。

シンバイオティクスを食生活にとり入れるために、プロバイオティクスとプレバイオティクスについて理解しておきましょう。

簡単にいうと、プロバイオティクスとはビフィズス菌や乳酸菌などのヒトの腸で有益な働きをする生菌をとったり、増やしたりすることです。そして、プレバイオティクスとは食物繊維やオリゴ糖など、ヒトの腸で有益な働きをする細菌の餌となるものをとることです。それぞれの条件や主な働きは以下のとおりです。

**プロバイオティクス**

- **定義**　腸内細菌叢のバランスを改善する菌のことで、ヒトのからだに有益な作用をもたらす有用菌のことです。
- **条件**　①安全である、②もともとヒトの腸内細菌叢を構成する細菌である、③胃液や胆汁などに耐えて生きたまま腸に届く、④腸内で増殖できる、⑤ヒトのからだに有用な働きをする、⑥食品などの形態で、有効な菌を維持できる、⑦取り扱いが簡単で、安価である。以上の条件によってプロバイオティクスとみなされます。
- **主な効果**　腸内細菌叢のバランスを整えることによる便秘や下痢の改善、免疫増強作用による感染防御、アレルギー疾患の低減、胃のピロリ菌の減少などがあります。
- **代表的な菌**　ビフィズス菌、乳酸菌、納豆菌、発酵乳など
- **主な食品**　ヨーグルト、発酵食品（納豆、みそなど→P129）、キムチなど

## プレバイオティクス

・**定義**　上部消化管で分解・吸収されずに大腸に到達し、腸内に生息する特定の細菌の餌となり、ヒトのからだに有用な効果をもたらす食品成分のことです。

・**条件**　①口腔、食道、胃・十二指腸などで分解、吸収されない、②大腸に共生するビフィズス菌など有用菌の増殖を促す、または代謝を活性化する、③腸内細菌叢を健康的な構成に改善できる、④ヒトの健康に有益な効果を発揮する。以上の条件を満たすことでプレバイオティクスとみなされています。

・**主な効果**　整腸作用（便通改善）、抗脂血作用（血中のコレステロールなどの脂質を抑える）、インスリン抵抗性の改善、ミネラルの吸収促進、大腸がん・炎症性腸疾患の予防・改善、尿中窒素低減作用、アレルギーの抑制作用、腸管免疫の増強などがあります。

・**代表的な成分**　難消化性オリゴ糖、食物繊維

・**主な食品**　りんご、バナナなどのくだもの、きのこ類（→Ｐ１１９）、豆類（→Ｐ１１７）、海藻類（→Ｐ１２０）など

## プレバイオティクスにおすすめの穀類

・**アマランサス**　「スーパーフード」と呼ばれるほど栄養価の高い雑穀です。マグネシウムや鉄、亜鉛などのミネラルが多く含まれています。ビタミンB群も多く、白米だけでは不足する栄養素を補うのに適しています

・**あわ**　雑穀米などによく含まれています。黄色は抗酸化作用があるポリフェノールによるものです。ビタミン$B_1$やパントテン酸、鉄、マグネシウムなどが含まれています。くせがないので、食べやすい雑穀のひとつです。

・**大麦（押し麦）**　白米に混ぜて食べると、食物繊維やビタミンB群をプラスできます。水溶性食物繊維が特に多く、腸内環境を整えたり、コレステロールの吸収や血糖値の急上昇を抑えたりする効果が期待できます。豊富なビタミンB群は糖質や脂質の代謝を促し、動脈硬化の予防にも役立ちます。

・**キヌア**　必須アミノ酸をバランスよく含む良質のたんぱく質が多く、カルシウムや鉄、マグネシウム、亜鉛などのミネラルが多種類含まれています。ビタミンB群と食物繊維も豊富です。

・**きび**　あわとよく似た黄色い粒の雑穀です。甘みがあって、冷めてももちもちとし

た食感があるのが特徴です。黄色は抗酸化作用があるポリフェノールによるもので、ほかにビタミン$B_1$・$B_6$、ナイアシン、亜鉛などが含まれています。

・**玄米**　ぬかと胚芽《はいが》を残してあるため、白米や胚芽米よりも栄養価は上です。食物繊維は白米の約4倍多く含まれています。そのため、ややかたい食感がありますが、よく噛んで食べることで食べすぎを防ぎ、満腹感を得やすくなるのでダイエット中の人におすすめです。抗酸化作用のあるビタミンEも多く、必須脂肪酸のリノール酸も含まれていることから動脈硬化の予防にも役立ちます。

・**胚芽米**　白米よりもビタミンやミネラルの含有量が多く、栄養価が高いのが特徴です。食物繊維は白米の約3倍で、腸内環境を整えるのにおすすめ。胚芽部分には抗酸化作用のあるビタミンE、ビタミン$B_1$も多く含まれています。

シンバイオティクスはプロバイオティクスとプレバイオティクスの2つを組み合わせたもので、生きた有用菌とその有用菌の餌となる成分を含む食品を同時にとり、それによって腸内環境を改善していこうというものです。

最近では、シンバイオティクス製品として飲み物やサプリメントなどが発売されています。また、腸内細菌によい食品の代表として、ヨーグルトやチーズなどの乳製品をよく食べている人も多いでしょう。

牛乳・乳製品に関しては腸内細菌によい効果があるだけでなく、認知症のリスクを下げるという調査結果もあります。

国立長寿医療研究センターの老化疫学研究部が行った調査では、地域在住の60歳以上の女性272人を対象に、牛乳やヨーグルト、チーズなどの乳製品の摂取と認知機能の関連を調査しました。

すると、穀類（炭水化物）の摂取量が多い人は認知機能低下のリスクが1・43であるのに対し、乳製品を摂取している人では認知機能低下のリスクが0・80にとどまりました。つまり、60歳以上の女性では牛乳・乳製品の摂取量が多い人ほど、認知機能低下のリスクが小さいことがわかったのです。

牛乳をはじめ、ヨーグルトやチーズなどの乳製品は好みが分かれやすく、乳糖不耐症やアレルギーなどもあって摂取できない人もいますが、体質に問題がない人はプロバイオティクスの食品として乳製品を積極的にとるとよいでしょう。

ヨーグルトには腸内環境を整えるだけでなく、便通改善、免疫機能の維持、アレルギー症状の緩和、内臓脂肪の低減、睡眠の質の改善など、最近さまざまな機能性をもつ菌を用いた商品が数多く出回っています。いくつか試してみながら、自分の体調やおなかの状態にマッチしたものを選ぶとよいでしょう。

一方、チーズの乳酸菌の量はヨーグルトよりもかなり少なく、加熱処置がしてあるプロセスチーズには乳酸菌などの菌が生き残っていません。生きた菌をとるのが目的であれば、熟成タイプのナチュラルチーズを選びましょう。

さらに、乳製品と多種類の食品を組み合わせて食べれば、おのずとシンバイオティクスにつながります。これまでヨーグルトだけを食べていた人は、プレバイオティクスの食材であるバナナやりんごなどくだものやハチミツを追加してみたり、いつもの食事に納豆や煮豆を追加したり、みそ汁にきのこ類や海藻をたっぷり加えたりするだけでシンバイオティクスの食事に変えることができます。

# 食べないと損！ 腸内細菌を元気にする日本伝統の発酵食品

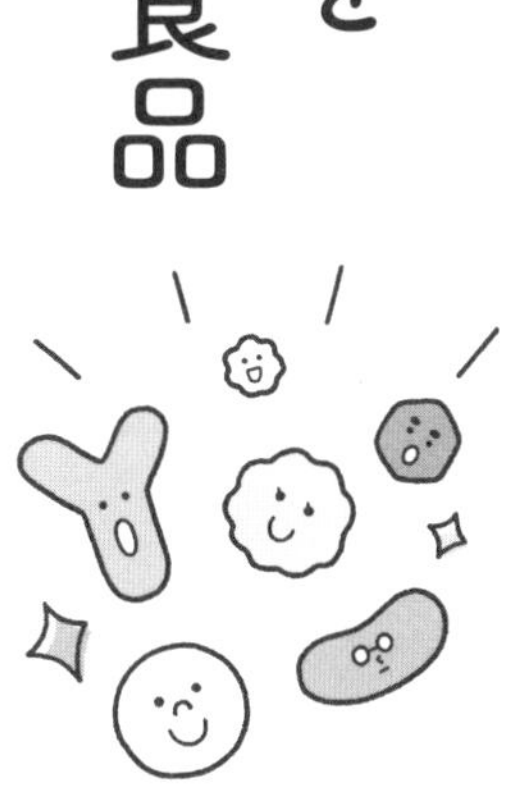

日本の伝統的な発酵食品にはプロバイオティクスに該当する食品があります。それが、納豆やぬか漬け、みそ、しょうゆ、酢、甘酒《あまざけ》などです。これらの代表的な発酵食品には、乳酸菌や麹菌、酵母などが多く含まれています。有用菌を含む発酵食品を日常的に食べることによって、腸内環境をよい状態に保つのに役立ちます。

## おそうじ・さびどめ成分を含む主な発酵食品

・**納豆**：納豆に欠かせない納豆菌は、枯草菌《こそうきん》という細菌の一種。煮た大豆に納豆菌を加えて発酵させたものが納豆です。発酵するプロセスで大豆のたんぱく質を分解し、アミノ酸を生成することでうまみのある味わいになります。納豆菌は非常に強い細菌で、胃酸にも耐えて生きたまま腸に到達します。そして、腸内の善玉菌を活性化させる働きがあります。

**・ぬか漬け**　米ぬかに水や塩を加えて混ぜ合わせたぬか床に、野菜などを漬け込んだものです。ぬか床の中では乳酸菌や酪酸菌、酵母などが増殖し、それによってうまみ成分が生まれます。また、米ぬかにはもともとビタミンB群が豊富に含まれていることから、ぬか漬けにするとビタミンB群の含有量が増えます。

**・みそ**　米みそ、麦みそ、豆みそなどの種類があります。蒸してつぶした大豆にそれぞれ米麹や麦麹、豆麹などを加えて発酵・熟成させてつくられます。乳酸菌も発酵を助けます。麹菌が出す酵素によって大豆に含まれるたんぱく質が分解され、うまみのもとになるアミノ酸がつくられます。

**・しょうゆ**　まず、大豆と小麦に麹菌をつけてしょうゆ麹をつくり、塩水を加えてもろみをつくります。これを寝かせて発酵・熟成させます。このとき麹菌が生み出す酵素によって大豆や麦が分解され、また乳酸菌によって酵母が増殖して発酵が促されます。熟成させたらしぼって加熱し、濾過《ろか》したものがしょうゆです。発酵・熟成によってうまみ成分のアミノ酸がつくられ、しょうゆ独特の香りや味わいになります。

**・酢**　醸造酢と合成酢があります。醸造酢は米や麦、果実など糖質を含む原料をアルコール発酵させ、酢酸菌を加えて発酵させてつくられたものです。日本の伝統的な醸造酢には米酢や黒酢などがあります。料理によってはワインビネガーやバルサミコ酢を使ってもよいでしょう。合成酢は、水でうすめた酢酸に砂糖や酸味の調味料などを加えたものです。酢は腸内の善玉菌の餌となるだけでなく、肥満の防止、血圧上昇を抑える効果、カルシウムの吸収を促進するなど、さまざまな健康効果があります。

**・甘酒**　ごはんに米麹と水を加えて発酵させたものです。また、酒粕《さけかす》を原料にした酒粕甘酒もあります。麹甘酒にはアルコールは含まれていませんが、酒粕甘酒は酒粕にアルコール分が含まれているので、わずかですがアルコールが残っているのが特徴です。甘酒には食物繊維や麹菌の酵素によってつくられたオリゴ糖が含まれており、腸内で善玉菌を増やす効果が期待できます。また、ブドウ糖が非常に多く、すぐにエネルギー源となるため、「飲む点滴」と呼ばれるほどです。疲労回復に役立つビタミンB群も多く含まれています。

腸内細菌は生まれ育った地域や食べ物によって異なるため、日本人の腸内細菌にはこうした伝統的な発酵食品を食べてきたことも影響しています。認知症のリスクを下げる「現代的日本食＋コーヒー」（→P98）の食材にこれらの発酵食品もプラスして、多種類の食品から栄養をとり、バランスのよい食事を心がけましょう。

## すぐれた栄養を余さずとるには、スープがベスト

〝おそうじ〟や〝さびどめ〟におすすめの食材がわかったら、次はどうやって食べるかが問題です。手間ひまかけて自分の好きなおかずにアレンジできれば、それにこしたことはありません。とはいえ、仕事や家事に追われていると短時間でササッと手軽に調理できて、なおかつ有効成分を効率よくとりたいというのが本音でしょう。

そんな希望をかなえる食べ方は「スープ」にすることです。

4章では、スープのメリットを、5章ではアレンジしやすいスープのもとと、それを使ったレシピを紹介します。

# 4章

# 毎日飲む具だくさんスープがおすすめ

# 食事は毎日のこと。スープなら無理なく効果的に続けられる

おそうじとさびどめに役立つ食品は、毎日の食事にとり入れることが大切です。というのも、私たちのからだは日々酸化の害にさらされていますし、腸内細菌も一朝一夕に善玉菌が増えて良好な状態になるわけではありません。

からだに備わっている抗酸化作用を高め、腸内細菌のバランスを整えるには、毎日コツコツとおそうじやさびどめによい食品をとる必要があるのです。

では、どうやって毎日の食事に組み込めばよいのでしょうか？

ふだんの食事でさえも献立を考えるのはひと苦労なのに、おそうじやさびどめのための食事となると、とても面倒に感じるものです。

そこで提案したいのが、「スープ」。

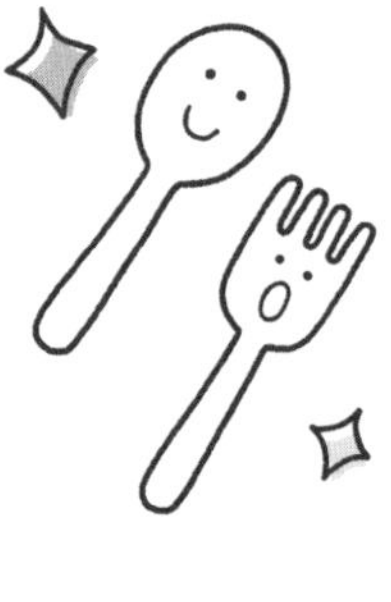

スープなんてつくるのにかえって時間がかかると思うかもしれませんが、あらかじ

め「スープのもと」をつくり置きしておけば手間をはぶけます。献立を考えて毎日あれこれ悩まずにすみますし、スープならほかのおかずと組み合わせることもできます。もちろんスープ単品で食べることもできます。

なによりスープには無理なく毎日続けられて、健康効果を高められる8つのメリットがあるのです。活用しない手はありません。

さっそく今日からおそうじ・さびどめスープを始めましょう。

## メリット①栄養をまるごと無駄なくとれて、しかも吸収されやすい

おそうじやさびどめに効果がある野菜は、サラダやジュースでとればいいと思う人も多いでしょう。確かにそのほうが手軽で簡単です。

ところが、それでは必要な栄養成分がとれないのです。からだのさびを防ぐ抗酸化成分は野菜の硬い細胞壁に閉じ込められているため、生のまま食べたりジュースやスムージーなど飲み物に加工したりしても効率よく栄養成分をとれません。

有効成分を無駄にせず摂取するには、加熱して水で煮込み、野菜の細胞壁を壊す必要があります。それにはスープにするのがベストというわけです。それは水溶性の食物繊維やビタミンも同じ、ゆでることで栄養成分が溶け出すので、有効成分がスープ

の中に溶け出してきます。

つまり、スープごと食べれば有効成分を余さずとれるうえ、加熱してあるおかげで消化・吸収もよくなるのです。また、生のまま食べるよりも抗酸化作用がアップすることもわかっています。

そして仕上げにはエキストラバージンオリーブ油など良質のオイルを少量プラスします。抗酸化成分には脂溶性、つまり脂質に溶ける性質のものが多いので、適量のオイルを一緒にとったほうが栄養価も高く、吸収率もよくなるのです。

スープは具だくさんにしてもよいし、胃腸が疲れているときや食欲がないとき、高齢者で食が細いという場合には具材ごとミキサーやフードプロセッサーにかけ、ポタージュにしてもよいでしょう。食べやすく、さらに消化・吸収もよくなります。

その日の好みや体調、食べる人の状態に合わせて、からだに吸収されやすい食べ方にできるのがスープのよいところです。

## メリット②野菜不足の解消が簡単にできる

厚生労働省では生活習慣病を予防し、健康な生活を維持するためには「野菜類を1日350g以上食べましょう」と掲げています。

とはいえ、1日に350g以上となると野菜料理だけで5～6品食べないと、その量はなかなか摂取できません。サラダや煮物、酢の物、おひたし、野菜炒めなど、とにかく野菜の献立を何種類も考えなければならず、よほど意識して野菜料理を増やさないととれない量です。特に外食が多い人や弁当などをよく買って食べる人は野菜不足になりがちです。

こんな場合もスープをプラスすると手軽に野菜をとりやすくなります。生野菜はかさが多く、サラダなどで山盛りにしてたくさん食べた気になっていても、じつはほんの少しの量しかとれていません。

加熱するとかさが減り、たくさんの量を食べることができますし、特に食物繊維の豊富な根菜類やいも類はスープにして煮込むととりやすくなります。

1日3回の食事に野菜たっぷりの具だくさんスープを追加すれば、1日350gの摂取量もそれほど無理なくとれるはずです。スープジャーを用意しておけば、お弁当にもスープを持っていけるのでランチの野菜不足解消にもつながります。

## メリット③食材を切って煮るだけ

この本で紹介するスープのもとは、つくり方がとてもシンプルで誰にでも簡単につくれます。料理が苦手な人、ふだんあまり料理をしない人でも大丈夫。特別なコツはいりません。調味料と材料を用意すればすぐにつくれます。

どんなに健康によい食事だとしても、手がこんでいてつくるのがむずかしかったり、特別な材料が必要だったり、何時間も手間がかかったりするような料理では毎日続けることができません。

すぐれた栄養成分を毎日しっかりとるには、簡単で続けやすいことが大切です。そのため、調理の手順はできるだけ少なく簡単なほうがよいのです。

スープのもとを用意して、好みの具材をそろえたら、あとはパパッとつくるだけ。冷蔵庫にある野菜を使えば、今すぐにでも始められます。

忙しいときにはスープのもとがあれば、具材には市販のカット野菜やミックスビーンズを利用してもＯＫです。数種類の野菜や豆がミックスされたものもあり、袋を開けてそのまま利用できます。

〝今日はくたくたに疲れた〟というときは、ちょっと手抜きをしても大丈夫。スープのもとのおかげでおいしくできあがります。温かい具だくさんスープで元気を回復しましょう。

## メリット④同じ食材でも味に変化がつけられる

からだにいいことがわかっていても、毎日同じ味つけだと飽きてしまいます。それで三日坊主になっては意味がありません。

健康のために毎日食べるスープですから、飽きずに続けるには好みやその日の体調、気分によって味を変えたり、ほかのおかずとのバランスで味つけをアレンジできたりすると便利です。

そのため、スープのもとの味つけはシンプルにしてあります。本書で紹介しているレシピも30種類あるので、1か月間、毎日違うスープがつくれます。

さらに自分流にお好みでしょうゆやみそ、ごまをプラスしてコクのある和風にしてもよいし、鶏がらスープやオイスターソースのちょい足しで中国風にもできます。夏などは酢を加えて、さっぱり仕上げにするのもおすすめです。

また、キムチやとうがらし、コチュジャンで韓国風にしたり、カレー粉を加えてカレー味にしたりと、自在にアレンジできるようになっています。牛乳や豆乳を加えてクリームスープ風に、トマトジュースでミネストローネ風にアレンジしたりしてもよいでしょう。

具材を変え、味のバリエーションを増やせば、飽きずに長く続けることができます。

## メリット⑤栄養のバランスがとりやすい

生活習慣病や認知症の予防には、栄養バランスのよい食事をとることが大切です。多種類の食品をとる人ほど認知機能の低下のリスクが少ないというデータもあります（→P107）。

スープに多種類の食品を使うと、自然とさまざまな栄養成分がとりやすくなります。抗酸化成分を含む食材には、野菜や豆類、きのこ類、海藻類などさまざまです。この中から数種類を選んで組み合わせてみましょう。

緑黄色野菜は、見た目の彩りで選ぶのもアリです。赤や黄色、オレンジ色、紫色、濃い緑色などの野菜の色素には抗酸化作用があるので、鮮やかな彩りになるように具材を選ぶと、多種類の抗酸化成分を摂取できます。

きのこ類や豆類も2～3種類を組み合わせることでいろんな味や食感が楽しめ、栄養成分的にもバランスがよくなります。豆類はサラダ用のミックスビーンズなどを利用すれば下ゆでの必要もなく、少量パックになっているものを使えば手軽で便利です。

小腹がすいたときには、雑穀ごはんをプラスしてリゾット風にするのもよいでしょう。食物繊維やビタミンが豊富なので栄養バランスがよく、カロリー控えめでも満足感のあるスープになります。

また、冷蔵庫などに残っている野菜を使いきりたいときにもスープはぴったりです。栄養面だけでなく、食品ロスを防ぐことにもつながります。

## メリット⑥スープのもとを使うから、つくるのが簡単

おかずのストックや常備菜があると、忙しいときやもう1品欲しいときにとても便利です。これと同じようにスープのもとを常備しておくと、食べたいときにサッとつくれるのでおすすめです。

朝の忙しい時間帯にもスープのもとがあれば、時短ですぐに朝ごはんを用意できます。朝に温かいスープをとると体温が上がりやすくなって、代謝アップにもつながります。冷え性や低体温が気になる人は、朝食にスープを加えてみましょう。

また、帰りが遅くなったとき、夜食を少しだけ食べたいときにもスープならカロリーを抑えられるので罪悪感も少なめです。胃もたれの心配もありません。

子どもやお父さんにもスープのもとを使ったつくり方を教えておけば、お腹がすいたときや、ひとりの食事のときに自分でスープをつくれるようになるはずです。

いつでも使いやすいようにするには、スープのもとを保存容器に入れて冷蔵しておくか、1回分ずつ使いやすい形で冷凍保存しておくのがおすすめです。

## メリット⑦具だくさんだからおかずにもなる

具だくさんスープのよいところは、それだけで満足感のあるおかずにもなること。スープを飲み、たっぷりの具材をよく噛んで食べると、おなかがふくれやすく満腹感が得られます。特にダイエット中の人は、食事の最初にスープをゆっくりと味わうことで早食いや食べすぎの防止にもなります。

具材には野菜や根菜、豆類、雑穀類など食物繊維の多いものを選べば、低カロリーでも食べ応えがあります。また、食物繊維が多いと消化に時間がかかるので、血糖値の急上昇を抑えて糖化防止にも役立ちます。

スープにトッピングを追加するのもおすすめです。食感や風味、味わいが変化して、ごちそう感がアップします。

サワークリームの代わりにヨーグルトを添えたり、発酵食品のぬか漬けを細かく刻んでふりかけたりすると食感や味が変わっておいしくなります。ラー油や酢、レモン汁、ナンプラーなどをプラスすればエスニック風のスープに変身します。

スープはアレンジしだいで食べ方が無限に広がります。いろいろな食べ方を自分で見つけていくのも楽しみのひとつです。

## メリット⑧うす味にすると減塩効果も

中高年になると、健康のために減塩することがすすめられます。特に、高血圧の人は塩分のとりすぎに注意が必要ですし、糖尿病の人も濃い味つけはごはんの食べすぎにつながり血糖値に影響するので、うす味が基本です。

スープだと塩分のとりすぎにならないか心配かもしれませんが、市販のスープと違ってこの本で紹介するスープのもとは、使う量によって味つけを調節できるように、減塩したい場合にも安心して使えます。

また、スープに野菜をたっぷり入れることで減塩効果も期待できます。トマトやじゃがいも、ほうれん草などカリウムの多い野菜をたっぷりとると、ナトリウムの排出が促されます。野菜のうまみも加わるので、うす味でもおいしく食べられます。

減塩にすると味気ないとか、もの足りないというときは、アミノ酸が多いあさりやほたてなどの魚介を加えるとうまみがアップします。これも缶詰を使えば手軽です。

レモンやゆず、すだちなど柑橘類で香りを添え、香味野菜のしょうがや青じそ、にんにくをはじめ、こしょうやとうがらし、カレー粉などをトッピングするのもおすすめです。香りやスパイスの風味があるので、うす味でもおいしく仕上がります。酢やレモン汁で酸味を加え、味にアクセントをつけるのも効果的です。

仕上げにごま油やオリーブオイルを少量加えてもＯＫ。コクが出て、風味もアップします。

おいしい減塩食としてもスープは大活躍してくれます。

# 5章

# 毎日飲みたい スープのもとを使った かんたんレシピ

レシピ名の最後に、春夏秋冬のマークがついているものは、旬の食材を使ったレシピです。1年中食べられますが、旬の時期におすすめです。

[レシピの表記について]
- この本の料理写真は1食分の量で撮影しています。
- 計量単位は、基本大さじ1＝15mL、小さじ1＝5mL、1カップ＝200mLです。
- 電子レンジは600Wの場合の加熱時間です。500Wの場合は1.2倍、700Wの場合は0.8倍で計算して加熱してください。

スープのもと①

和風にも洋風にもアレンジOK!

# みそベース

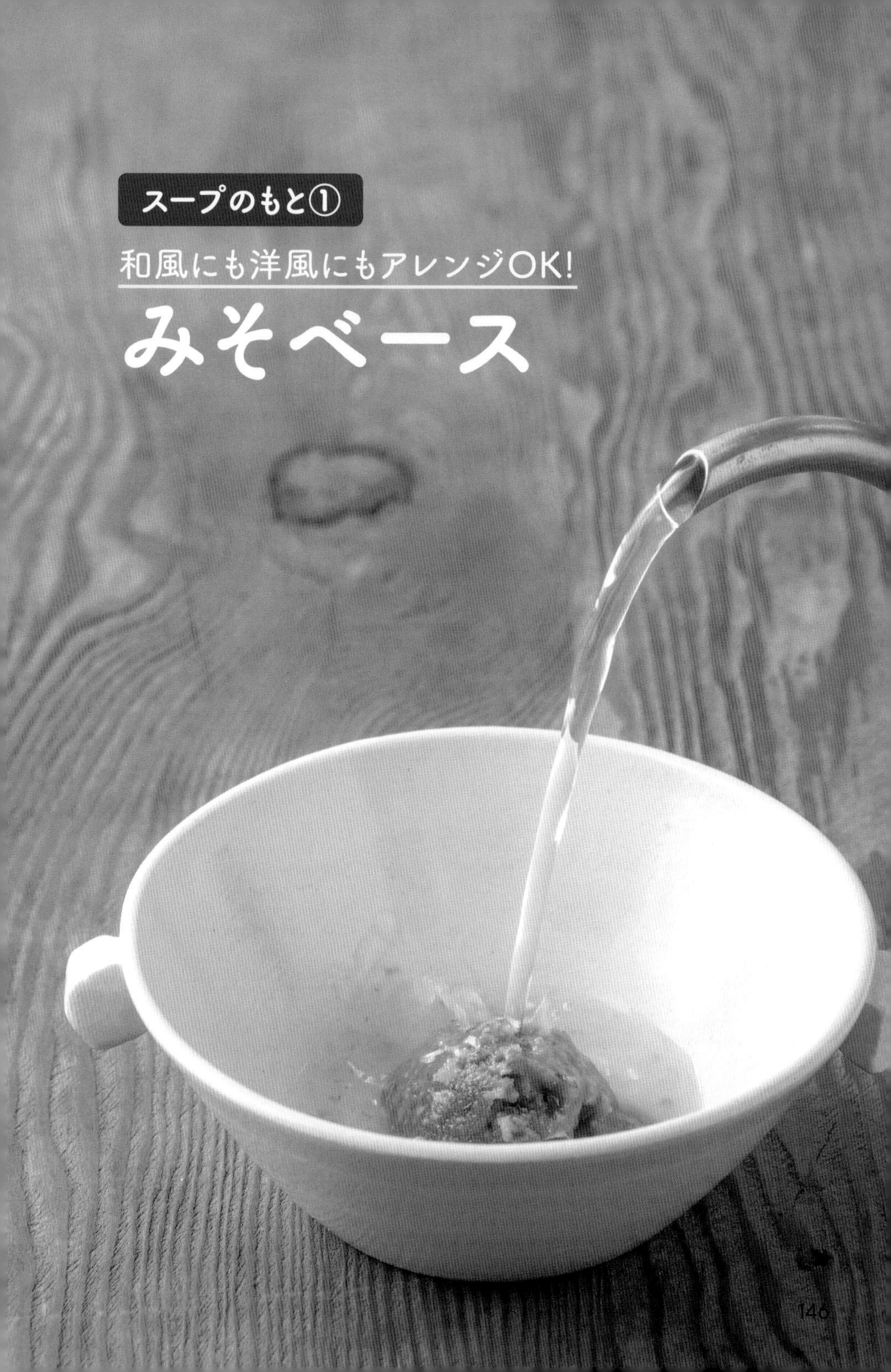

# 「みそベース」のつくり方

◆材料（作りやすい分量）

みそ…300g
かつおぶし…20g
長ねぎ…80g

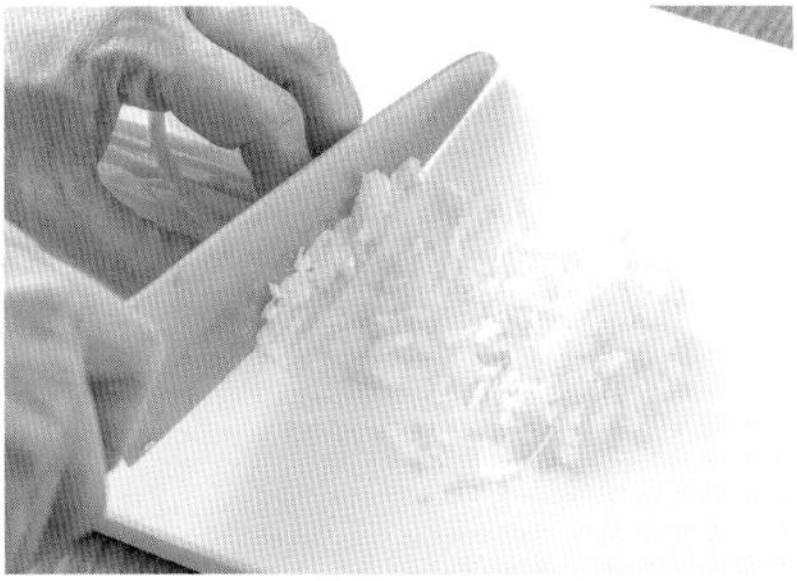

1 長ねぎをみじん切りにする。

少しずつ混ぜていこう

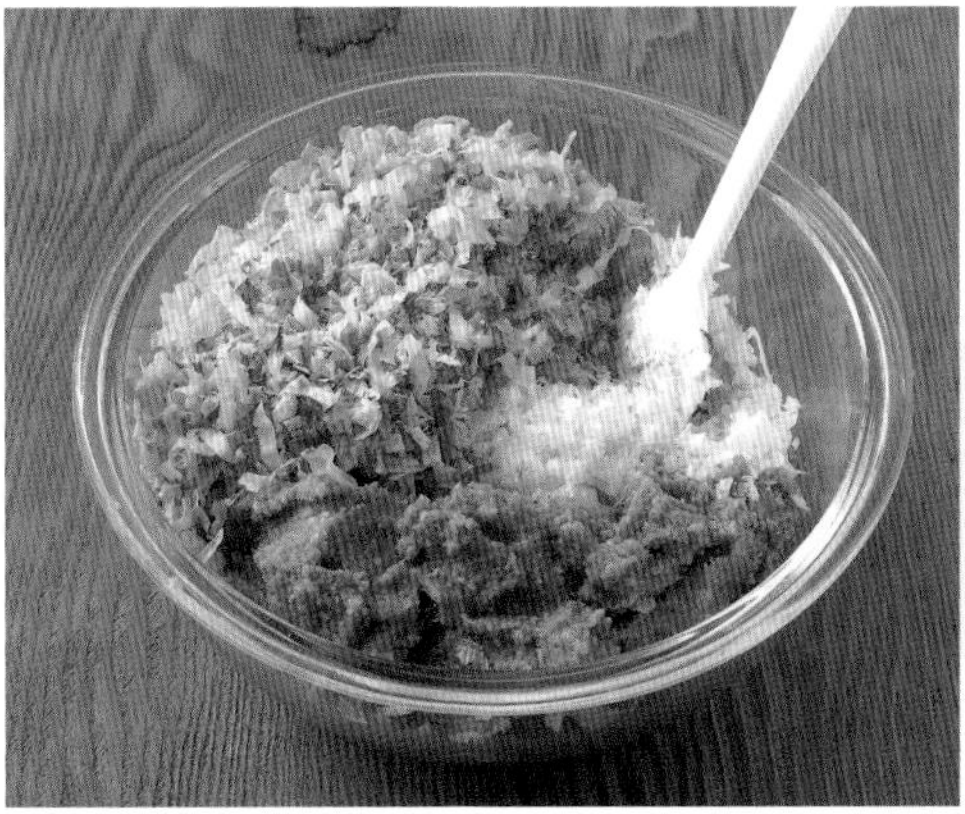

2 ボウルに1とみそ、かつおぶしを入れてよく混ぜる。

完成！

3 保存容器に入れる。

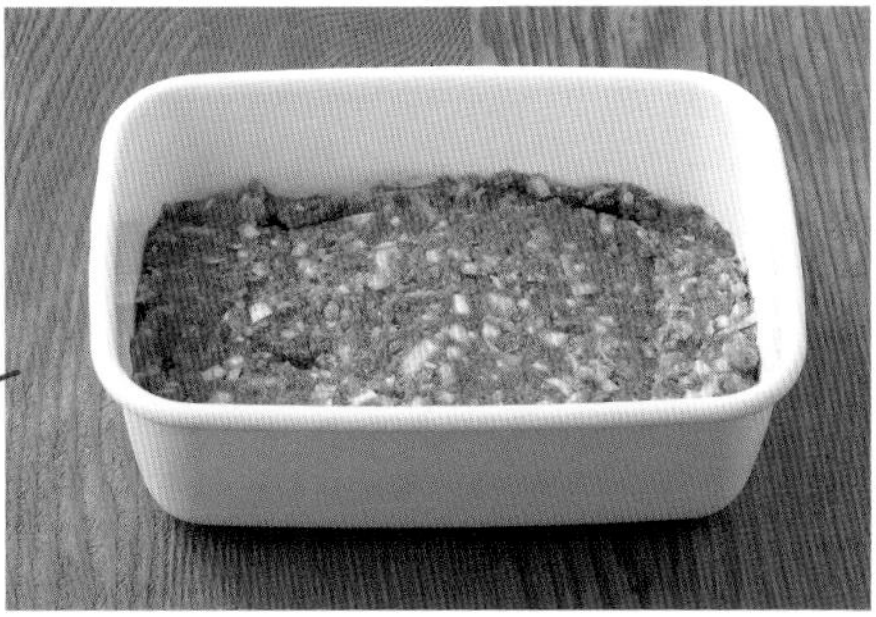

冷蔵室で1週間、
冷凍室で1か月程度
保存が可能

## 「みそベース」ここがすごい!!

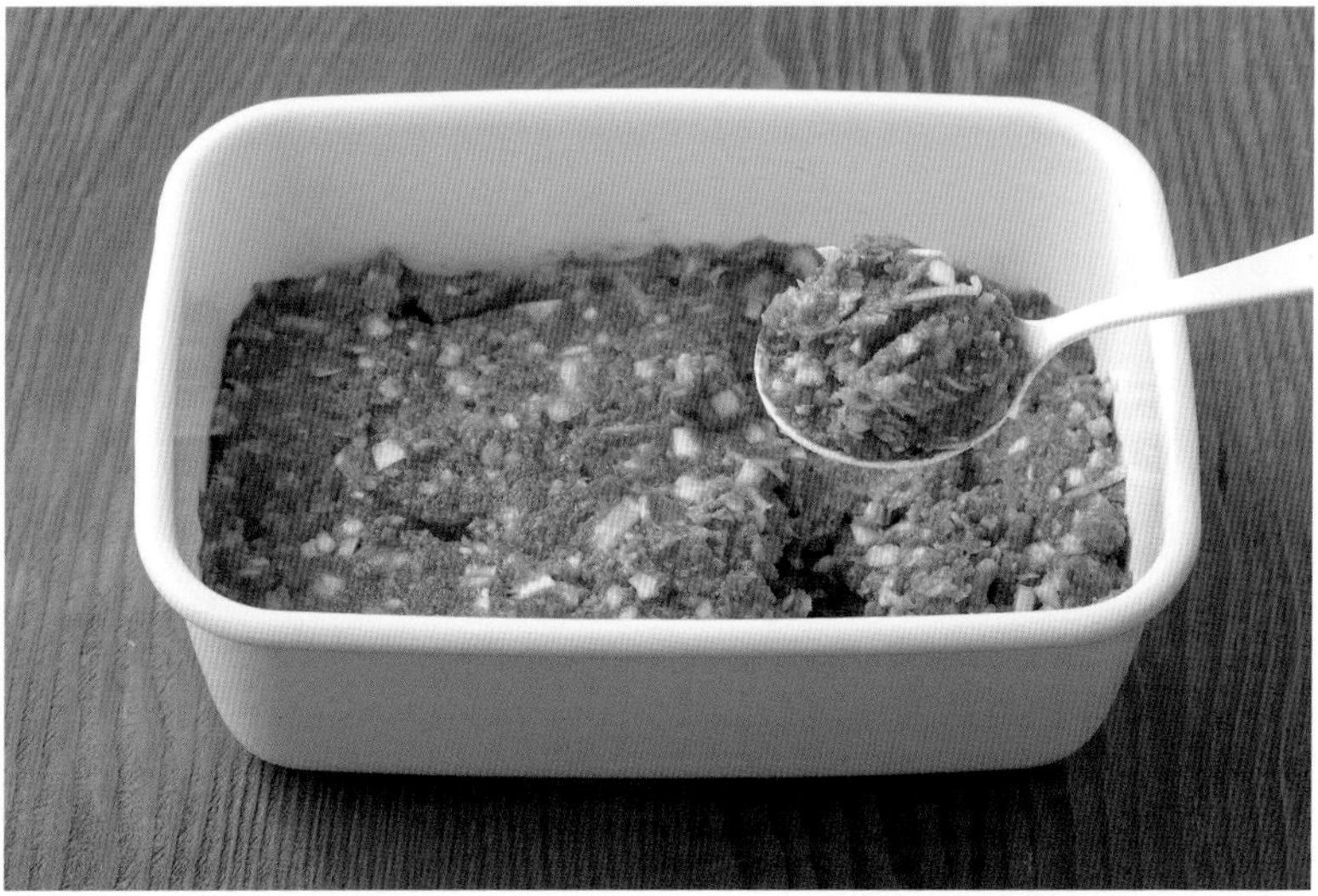

かつおぶしの
うまみが
スープの味を
引き立てる!

豆乳や
ミルクを入れると
洋風に
早変わり!

ベースの
みそが、味に
コクを出す

お湯を
注ぐだけでも
おいしい!

味が決まって
いるので
味見の必要
なし!

からだも心も温まるやさしい味

# ブロッコリーのみそ豆乳スープ 冬

### 材料（1人分）

みそベース…大さじ1
ブロッコリー…80g
豆乳（成分無調整）…100㎖
水…100㎖

### 作り方

1 ブロッコリーを細かく切る。

2 小鍋に水、1を入れ、中火にかける。ブロッコリーがやわらかくなるまで2分程度煮る。

3 みそベースを入れて溶かし、豆乳を注ぎ温める。

おそうじポイント！

**ブロッコリーを細かく切れば栄養がスープに流れやすく**

ブロッコリーを細かく切れば、栄養がスープに流れやすくなり、栄養をあますことなくとれます。煮すぎると、食感がなくなってしまうので、煮すぎないようにしましょう。

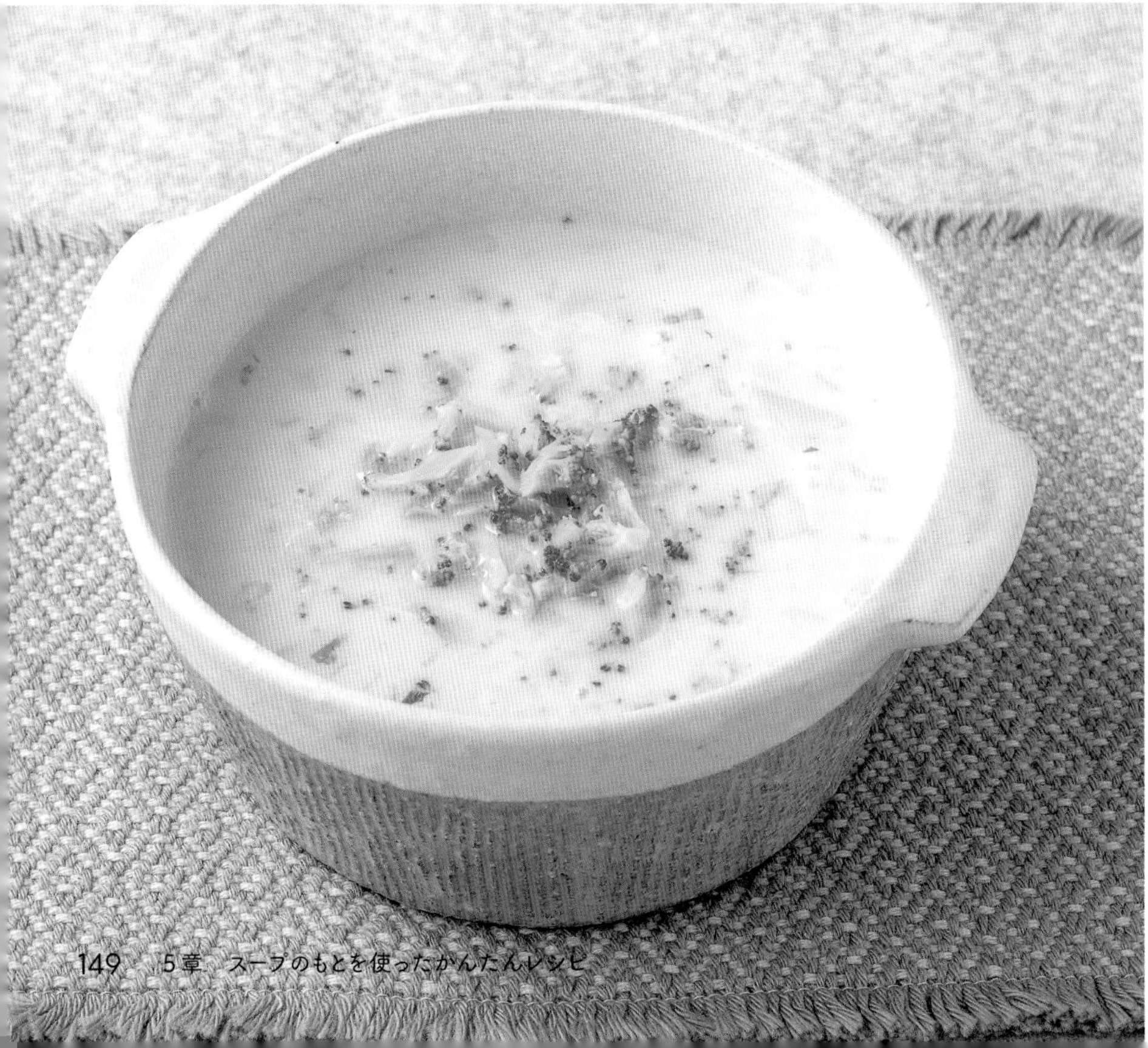

火を使わないから、忙しい朝にぴったり

# トマトと豆腐の冷製みそスープ 夏

✦ 材料（1人分）

みそベース…大さじ1
トマトジュース…150㎖
絹ごし豆腐…50g
トマト…50g
枝豆…20g（豆のみ）
亜麻仁油（オリーブ油でも）…小さじ1/2

✦ 作り方

1 器にみそベースを入れ、トマトジュースを加えて混ぜる。

2 ひとくち大に切ったトマトと、豆腐をスプーンですくって器に盛る。枝豆を散らし、亜麻仁油をたらす。

おそうじポイント!

**亜麻仁油をたらすとビタミンの吸収がアップ**

スープに亜麻仁油やエキストラバージンオリーブ油をたらすと、トマトやトマトジュースに含まれるビタミン類の吸収がよくなります。

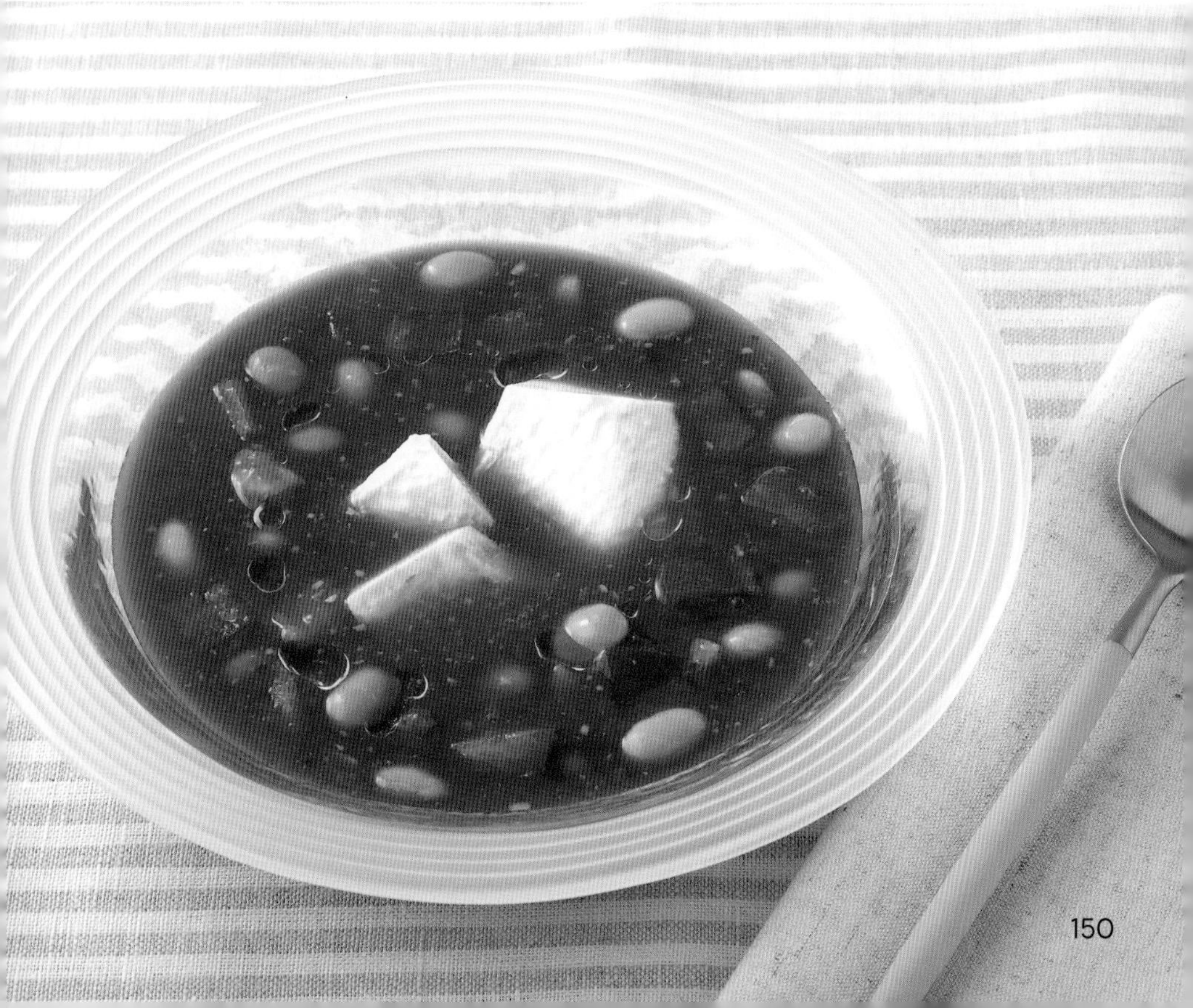

たっぷり入れたごまとおろししょうがが味の決め手

## ほうれん草のごまジンジャースープ 冬

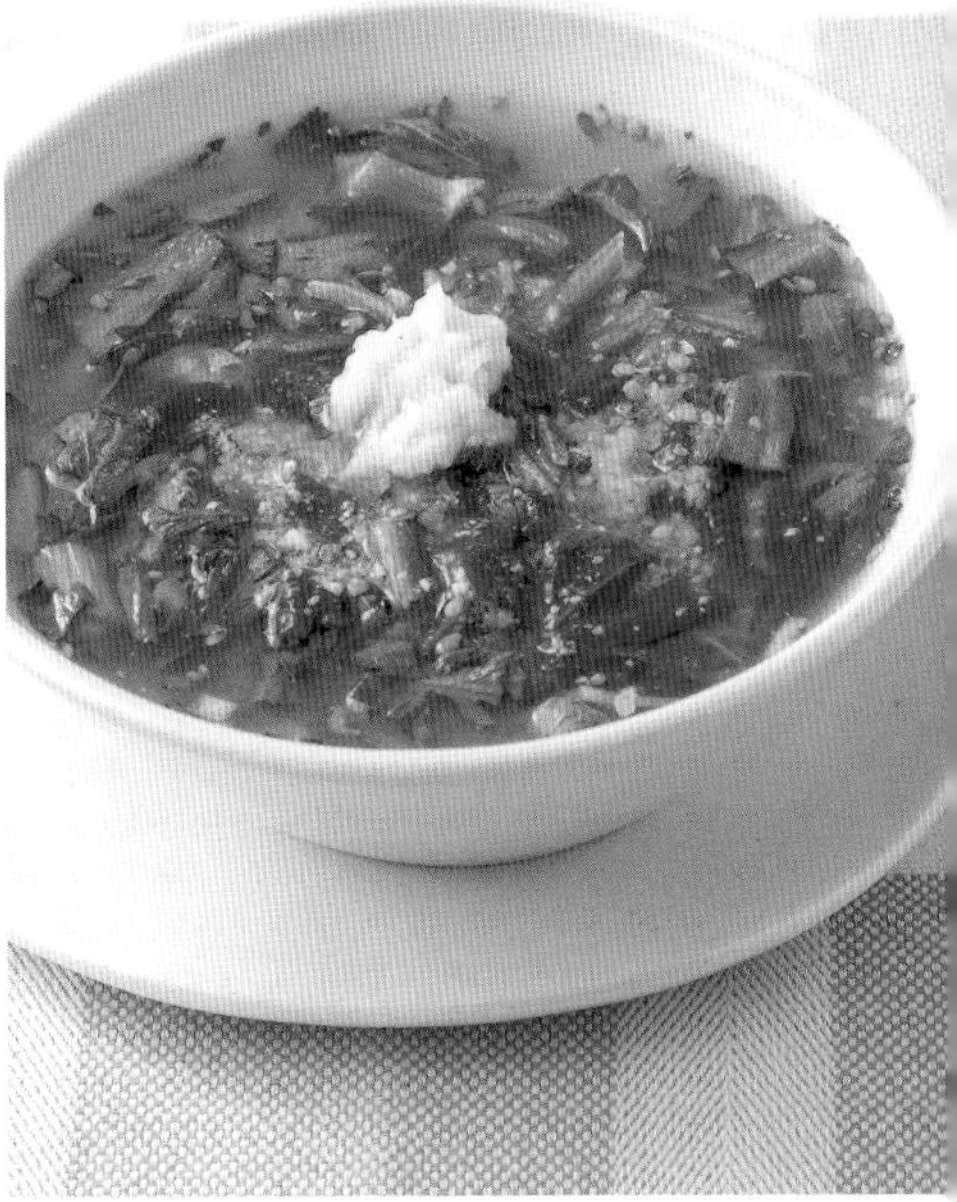

◆材料（1人分）

みそベース…大さじ1
ほうれん草…1株（40g）
春菊…1株（20g）
おろししょうが…小さじ1以上（量はお好みで）
白すりごま…大さじ1
熱湯…150mℓ

◆作り方

1 ほうれん草はサッとゆでて粗みじん切りに、春菊は生のまま粗みじん切りにする。
2 器に1とみそベース、白すりごまを入れ、熱湯を注ぎ入れる。
3 すりおろししたしょうがを上にのせる。

ごまのコクがたっぷり。
ラー油をたらして味変しても

## きのこの黒スープ 秋

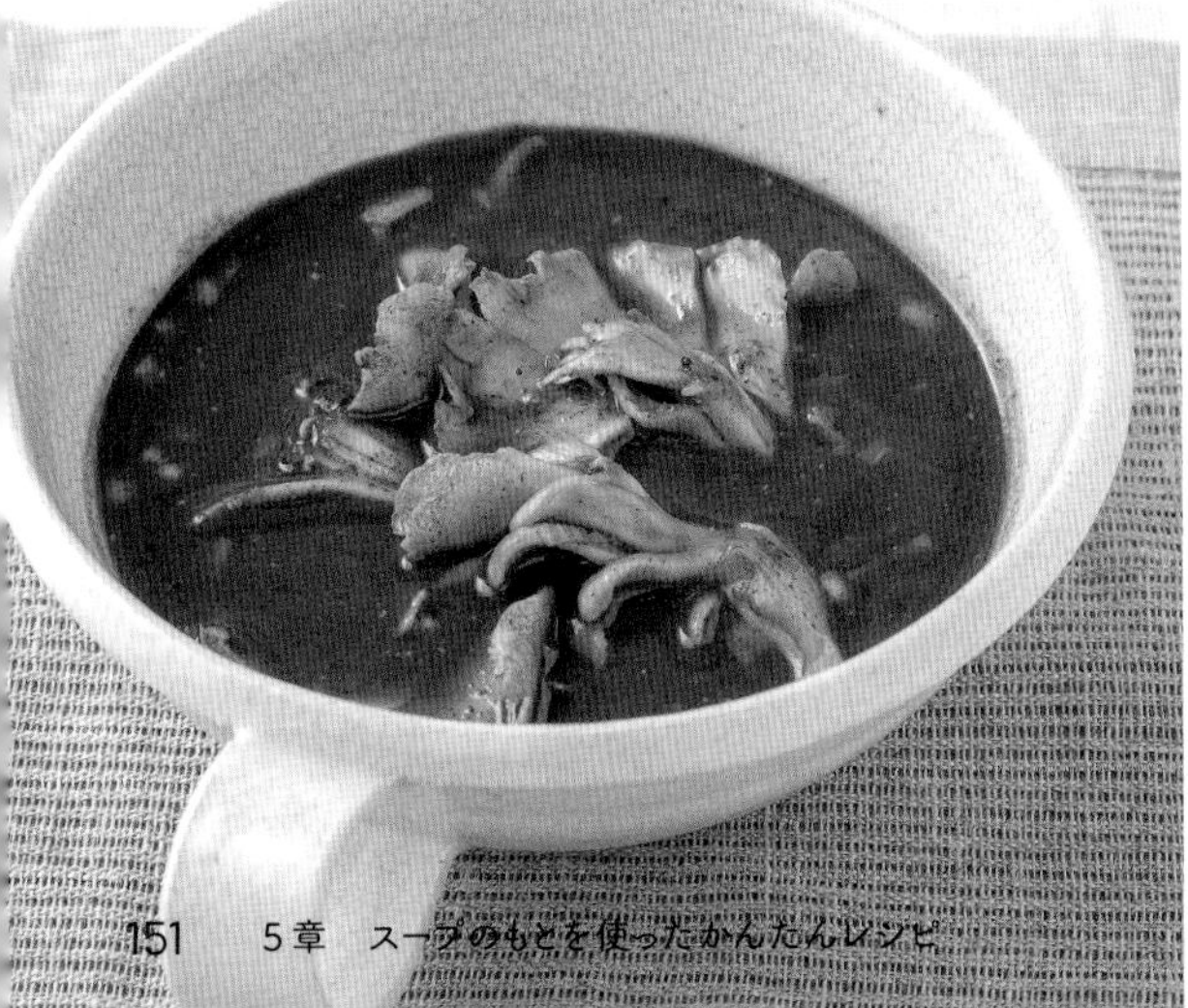

◆材料（1人分）

みそベース…大さじ1
黒練りごま…大さじ1
黒すりごま…小さじ1
まいたけ…50g
水…200mℓ

◆作り方

1 小鍋に水と黒練りごま、黒すりごまを入れて溶かす。
2 食べやすい大きさにほぐしたまいたけを加え、火が通ったらみそベースを溶き入れる。

ちょい辛がからだを芯から温める

## ピリ辛キムチスープ 冬

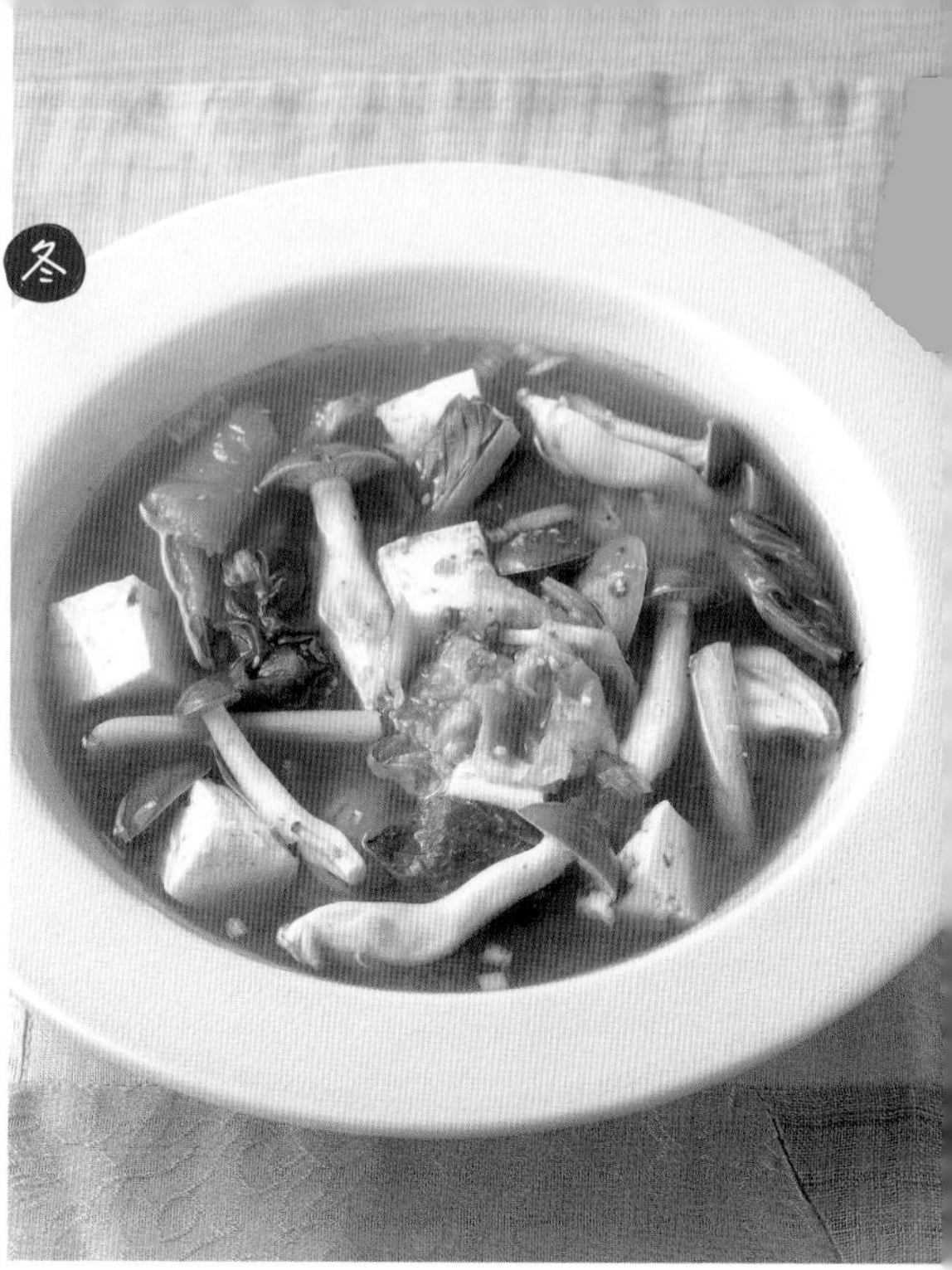

◆ 材料（1人分）

みそベース…大さじ2/3
キムチ…30g
小松菜…20g
しめじ（えのきたけでも可）…20g
木綿豆腐…40g
水…150㎖

◆ 作り方

1 小松菜はざく切りに、豆腐は1.5㎝の角切りにし、しめじは手でほぐす。

2 小鍋に水と1、他の材料を入れてひと煮立ちさせる。

春を感じさせるさわやかなスープ

## グリーンポタージュ 春

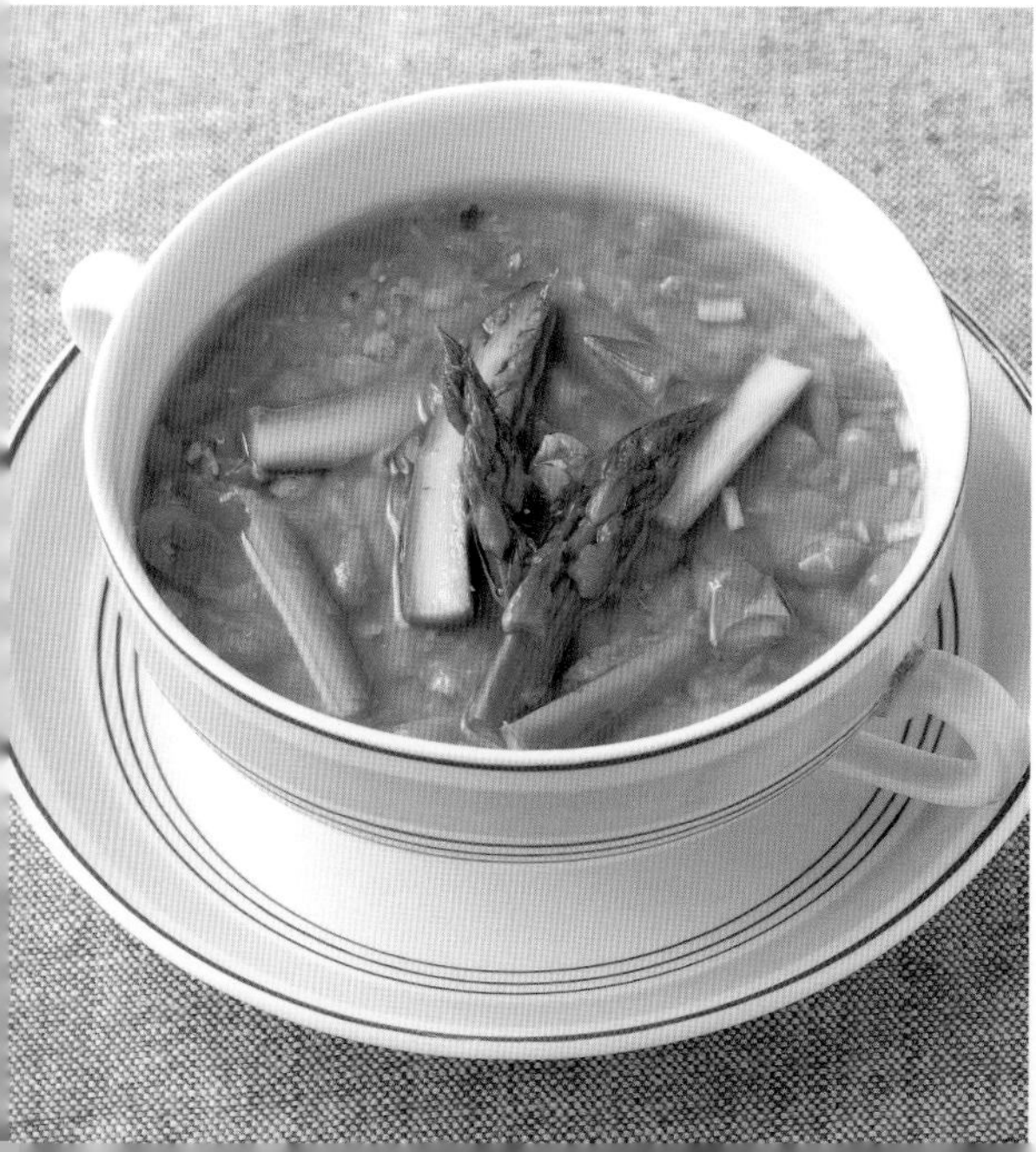

◆ 材料（1人分）

みそベース…大さじ1
グリーンピース（冷凍）…80g
アスパラガス…1本
水…200㎖

◆ 作り方

1 アスパラガスは縦半分、横4等分に切り、ゆでる。

2 鍋にグリーンピース、水100㎖を入れ、煮立たせながら豆をつぶす。

3 残りの水100㎖とみそベースを加え、温める。器に盛り、1をトッピングする。

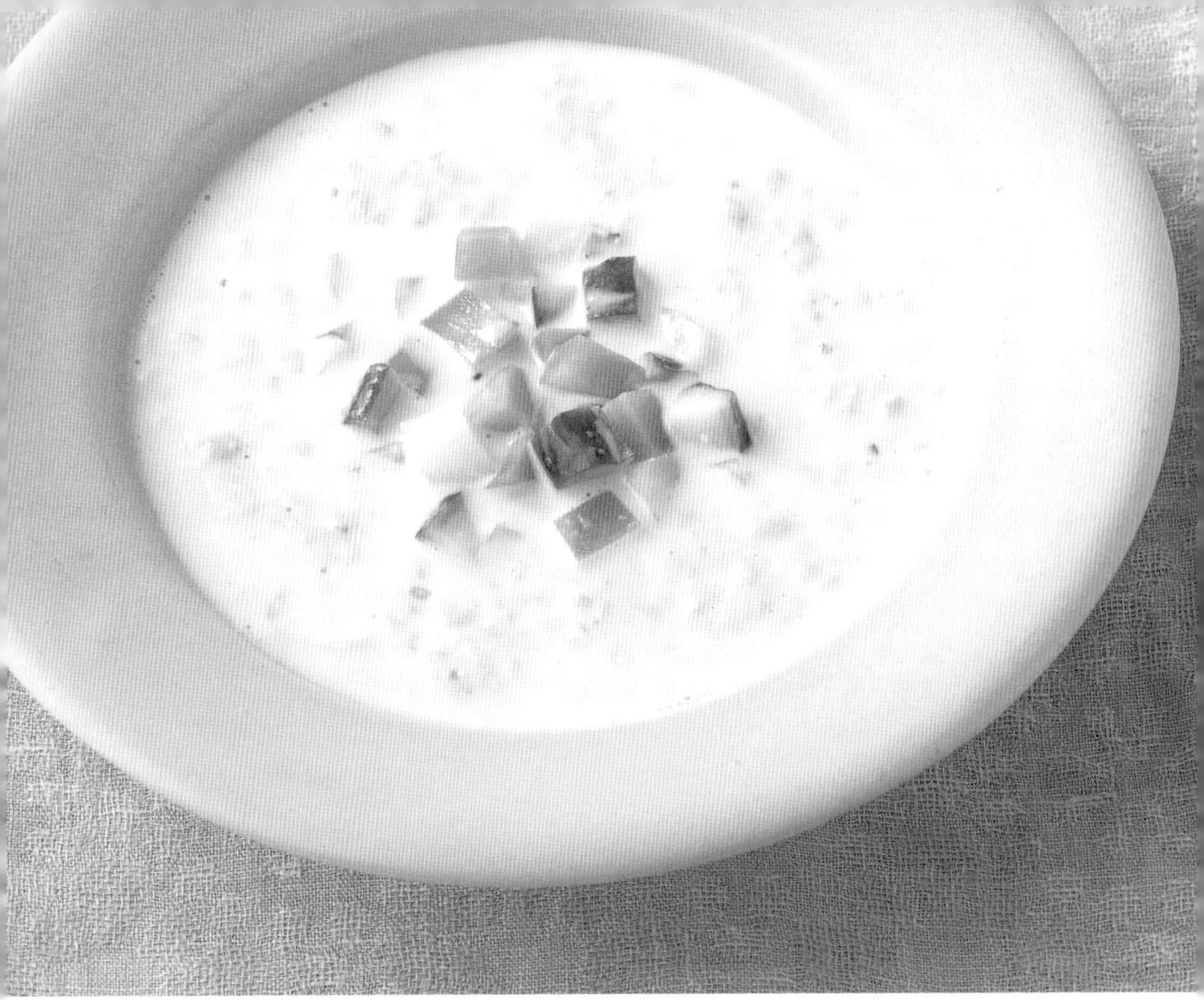

ぬか漬けの塩味と歯ごたえが楽しい

# 大豆のポタージュ all

### 材料(1人分)

**みそベース**…大さじ1/2
**大豆**(水煮)…80g
**ぬか漬け**(大根・にんじん・きゅうり・かぶなど)
…合わせて20g
**豆乳**(成分無調整)(熱湯でも可)…100㎖

### 作り方

1 ぬか漬けはそれぞれ5㎜角に切っておく。
2 小鍋に大豆とみそベースを入れ、大豆をつぶす。
3 豆乳を加え、温める。
4 器に盛り、1をトッピングする。

おそうじポイント!

**食べられる豆の量はふだんの倍以上!**

ふだん私たちが食べている1食分の大豆は30〜40g。このスープだと、その倍量をとることができます。煮豆などでは、なかなか食べられないこの量。豆乳やみそも使っているので、より大豆がしっかりとれます。

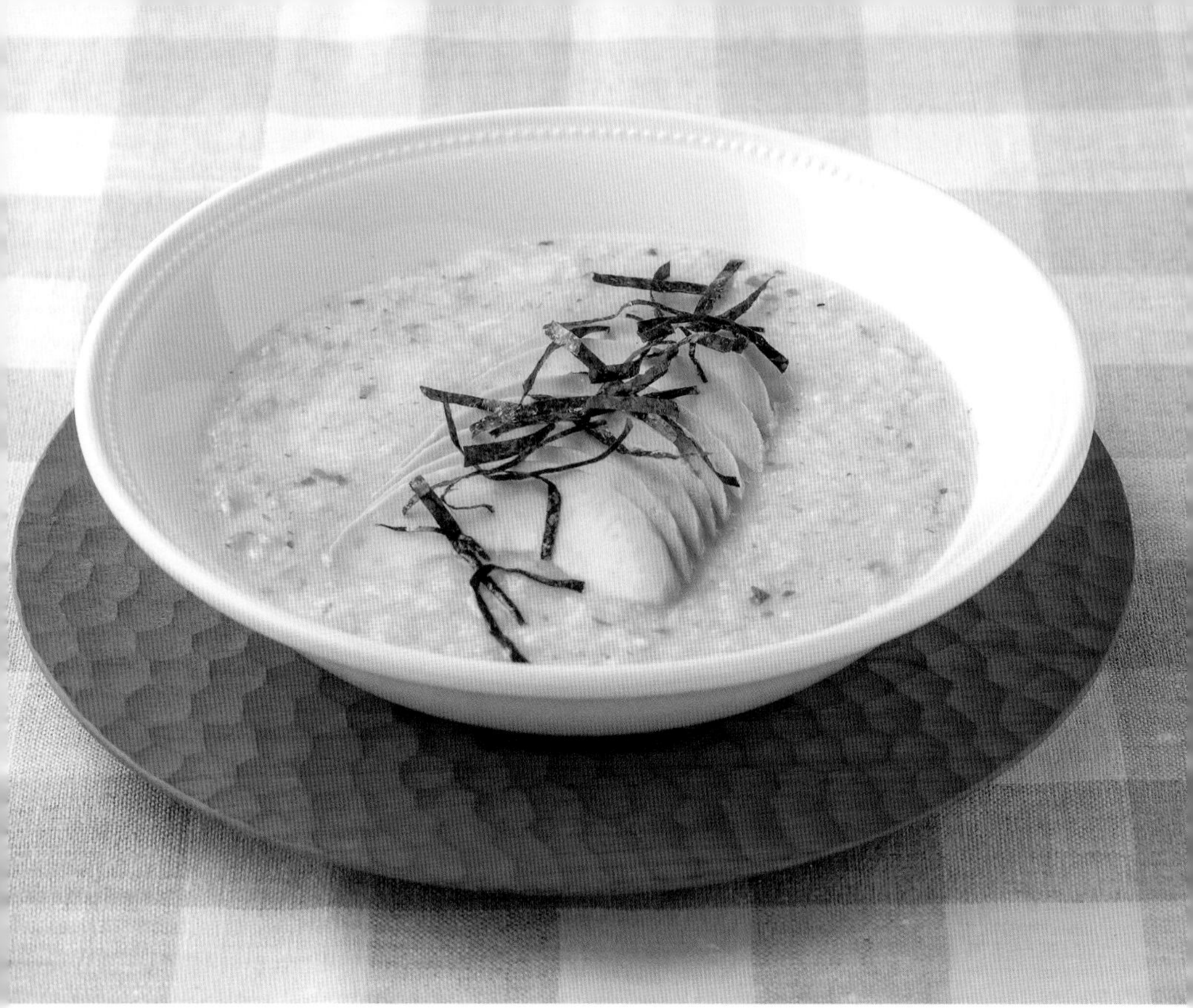

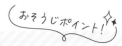

アボカドを崩しながらとろろと一緒に食べる

# とろろのアボカドみそスープ all

### 材料（1人分）

みそベース…大さじ1
長いも…100g
アボカド…1/4個
熱湯…50㎖
きざみのり…適量

### 作り方

1 長いもはすりおろす。アボカドは5㎜幅に切る。
2 器にみそベースと熱湯を入れ、溶かす。
3 とろろを加えて混ぜ、アボカドときざみのりをトッピングする。

おそうじポイント！

**アボカドには不飽和脂肪酸がたっぷり**

アボカドにはβカロテンとビタミンEをはじめ、動脈硬化の予防に役立つ不飽和脂肪酸も多く含まれています。栄養価も高いので、スープに入れると満足感のある一皿に。

クラムチャウダー風の具だくさんスープ

# ホタテとアスパラガスの洋風みそスープ 春

### 材料（1人分）

みそベース…大さじ1
ベビーホタテ（ゆで）…40g
アスパラガス…2本
にんじん…20g
たまねぎ…30g
牛乳…100mℓ
水…100mℓ
こしょう…少々

### 作り方

1 アスパラガスは2cm長さに切る。にんじんとたまねぎはそれぞれ1.5cm角に切る。

2 小鍋に水、1、ホタテを入れて中火にかけ、ひと煮立ちさせる。

3 牛乳、みそベースを加え具材に火が通ったら、こしょうをふる。

おそうじポイント！

**塩味の強い食材を使うときは水分を増やす**

ベビーホタテなど塩味の強い魚介類を使う場合は、水分量を増やします。塩味が弱くなり、味がまろやかになります。

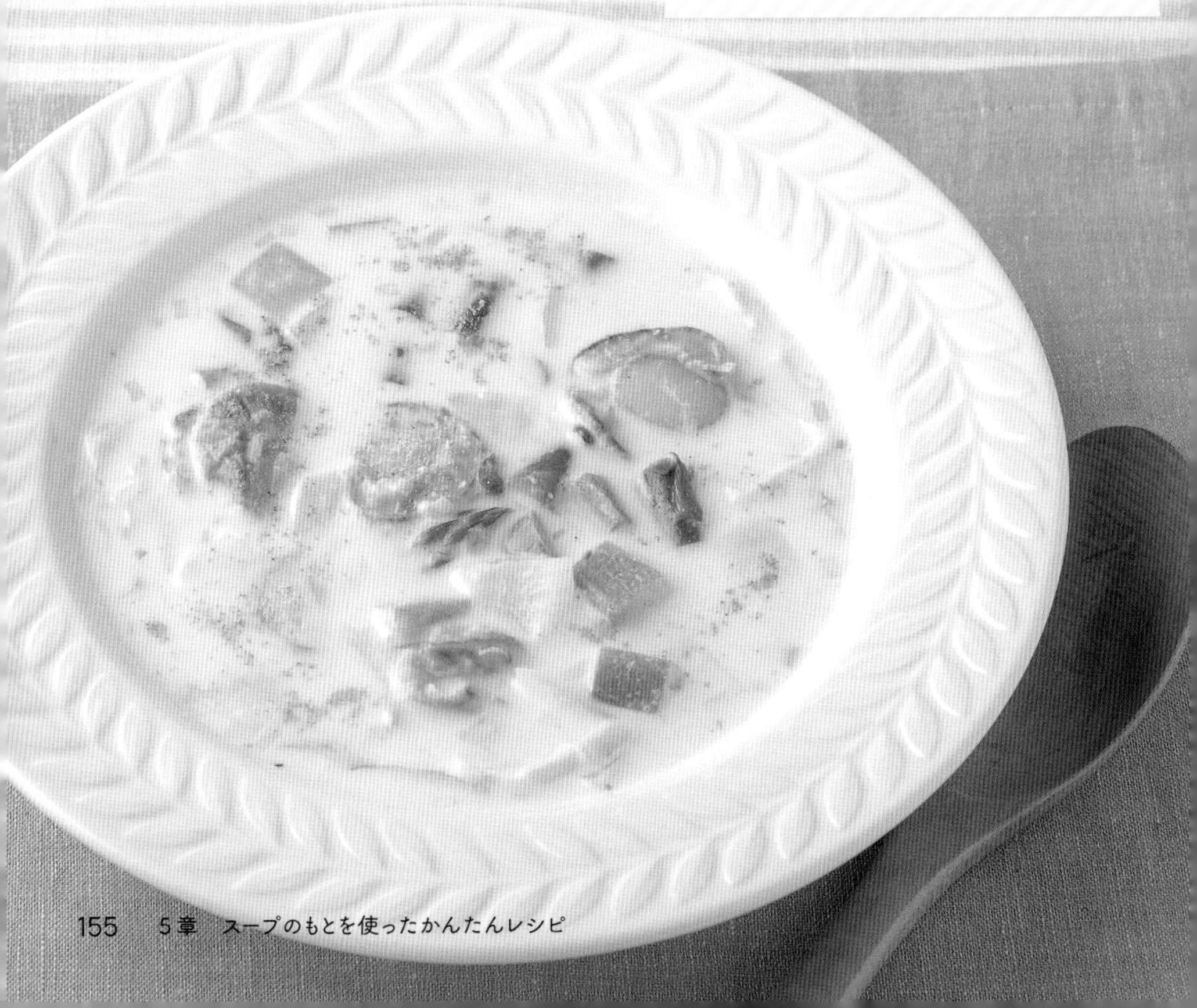

暑い夏にぴったりのさわやかスープ

# 冷や汁風 夏

おそうじポイント!

**サバ缶はDHAやEPAが手軽にとれる**

サバや鮭など魚の水煮缶は、手軽にDHAやEPAをとることができます(→P121)。缶汁も使えば、栄養をあますことなくとれて、さびどめ効果がアップします。

### 材料(1人分)

みそベース…大さじ1
サバ缶(水煮)…80g
大葉…2枚
みょうが…1/2個
きゅうり…1/4本
冷水…200㎖

### 作り方

1 大葉はせん切りに、みょうがときゅうりはそれぞれうすい輪切りにする。

2 器にみそベースと冷水50㎖を入れて溶かし、サバ缶を汁ごと加えて粗くほぐす。

3 残りの水、1を加えて混ぜる。

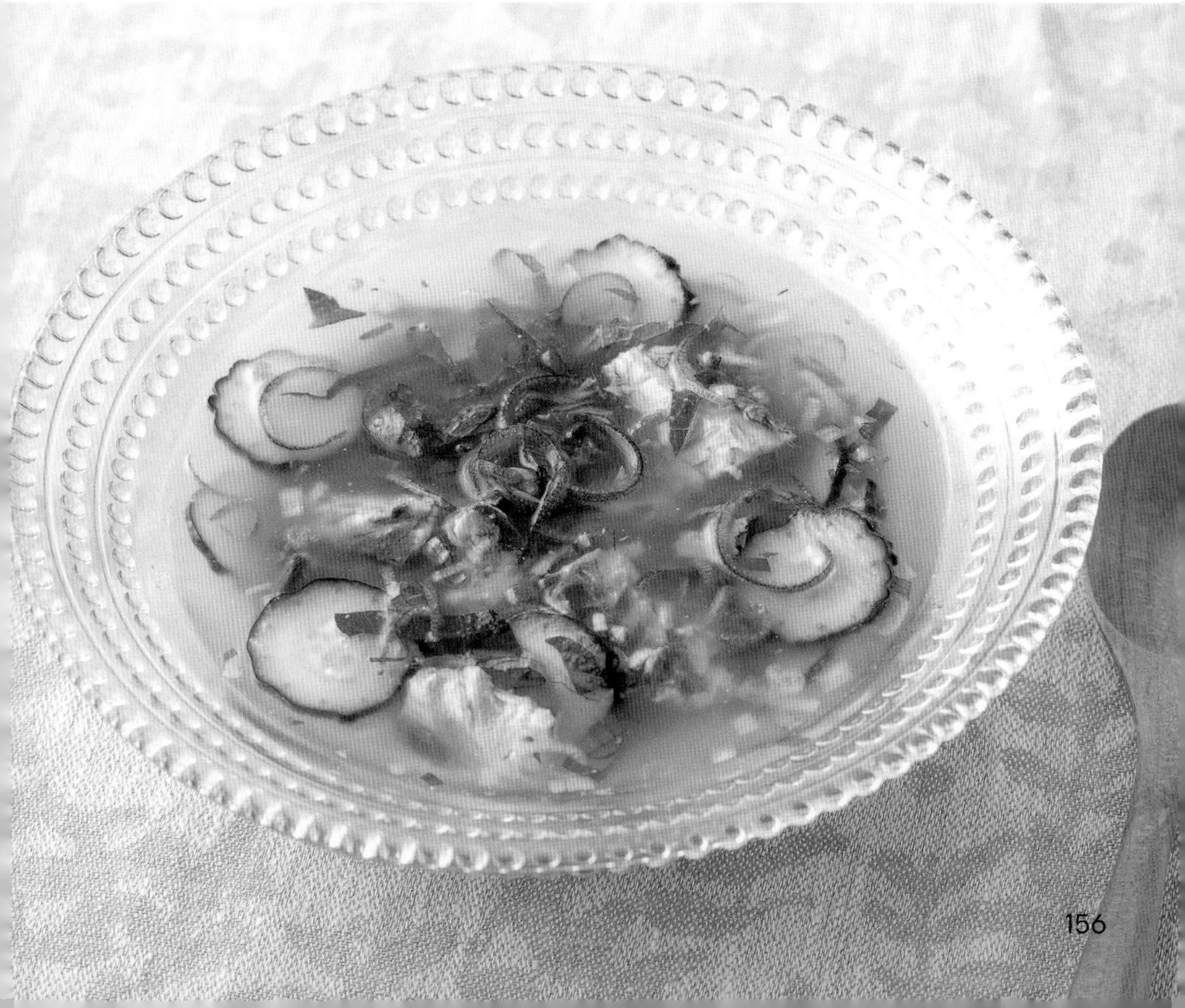

酢を加える分、みそベースは少なめに

# カラフルピーマンと厚揚げの酢みそスープ all

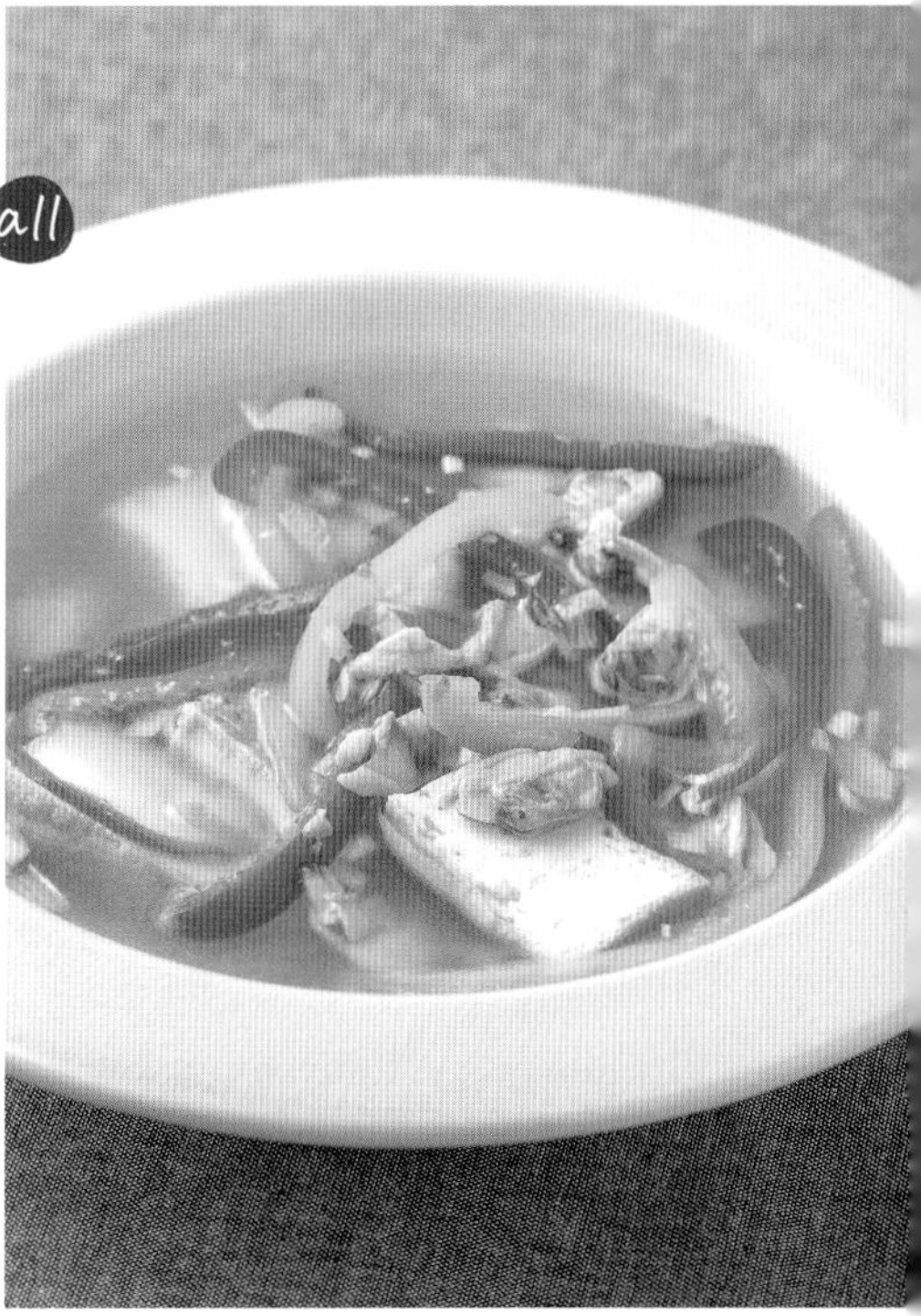

✦ 材料（1人分）

みそベース…小さじ2
カラフルピーマン（赤・黄）…合わせて30g
あさり缶…大さじ1
あさり缶汁…大さじ1
厚揚げ…50g
酢…小さじ1
水…200㎖

✦ 作り方

1 カラフルピーマンはそれぞれせん切りに、厚揚げは5㎜幅の一口大に切る。

2 小鍋に水、1、あさり缶と汁を入れて、中火にかける。

3 具材に火が通ったら、みそベースと酢を入れ、溶かす。

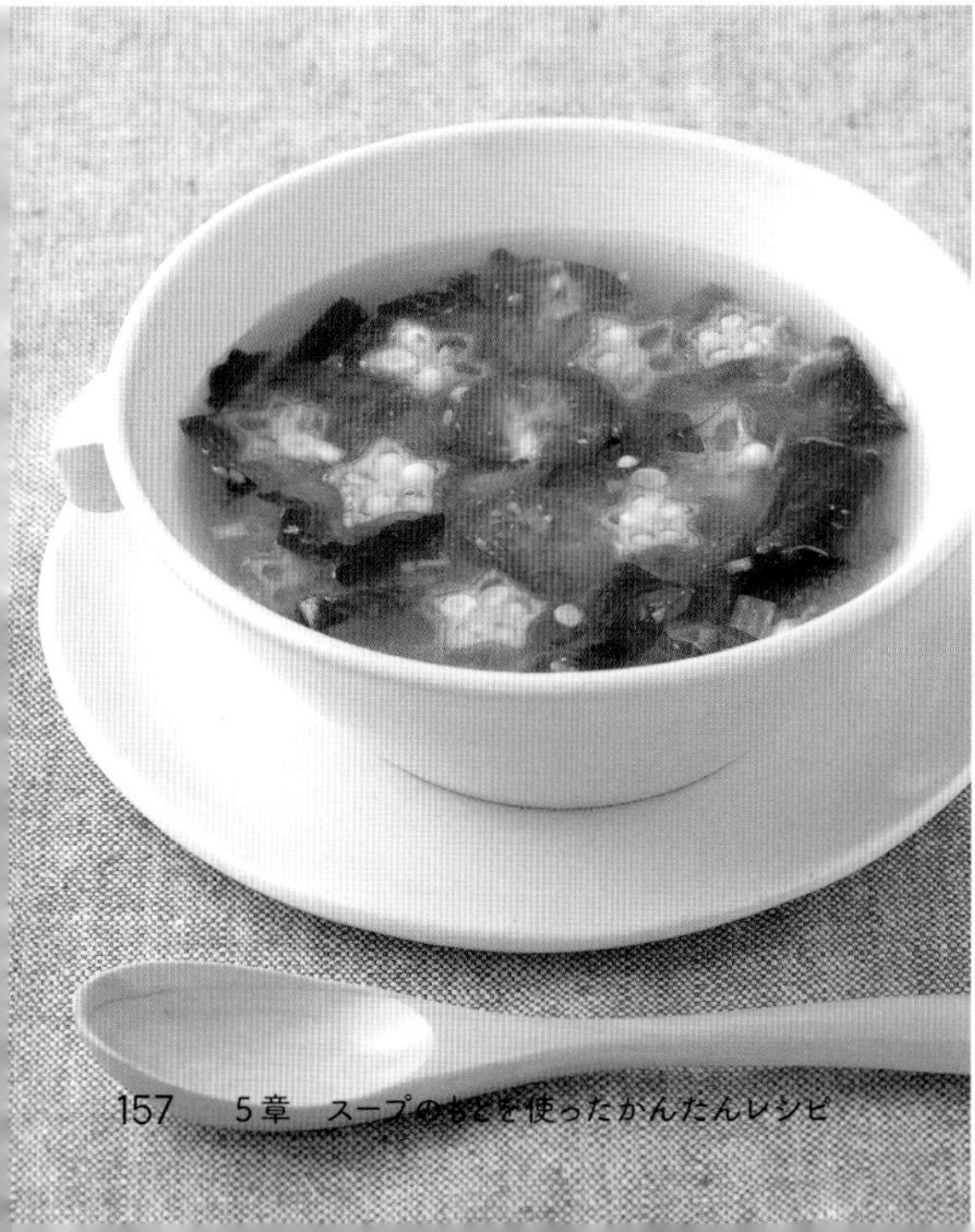

トマトの酸味とオクラの
ねばねばが効果的

# オクラとわかめのみそスープ 夏

✦ 材料（1人分）

みそベース…大さじ1
オクラ…2本
ミニトマト…3個
乾燥わかめ…小さじ1
熱湯…150㎖

✦ 作り方

1 オクラはゆでて、小口切りにする。ミニトマトは4等分に切る。

2 器に1と他の材料をすべて入れ、熱湯を注ぐ。

糸こんにゃくをラーメンに見立てて

# こんにゃく麺のきのこスープ 秋

### 材料（1人分）

みそベース…大さじ1
糸こんにゃく（アク抜き不要のもの）…100g
にんにく（すりおろし）…小さじ1/2
しいたけ…1個
えのきたけ…30g
桜えび（乾燥）…3g
水…200mℓ
ラー油…適宜

おそうじポイント！

**桜えびで塩味をプラス**

みそベースに糸こんにゃくを入れると、スープの味が薄くなってしまいます。ただ、このスープは桜えびを散らすことで、カルシウムだけでなく塩味もプラスされます。

### 作り方

1 しいたけは薄切りに、えのきたけは3㎝長さに切る。
2 小鍋に水を入れ、沸騰したら糸こんにゃくと1を加える。
3 具材に火が通ったらにんにく、みそベースを入れて混ぜる。
4 器に盛り、桜えびを散らす。好みでラー油をたらす。

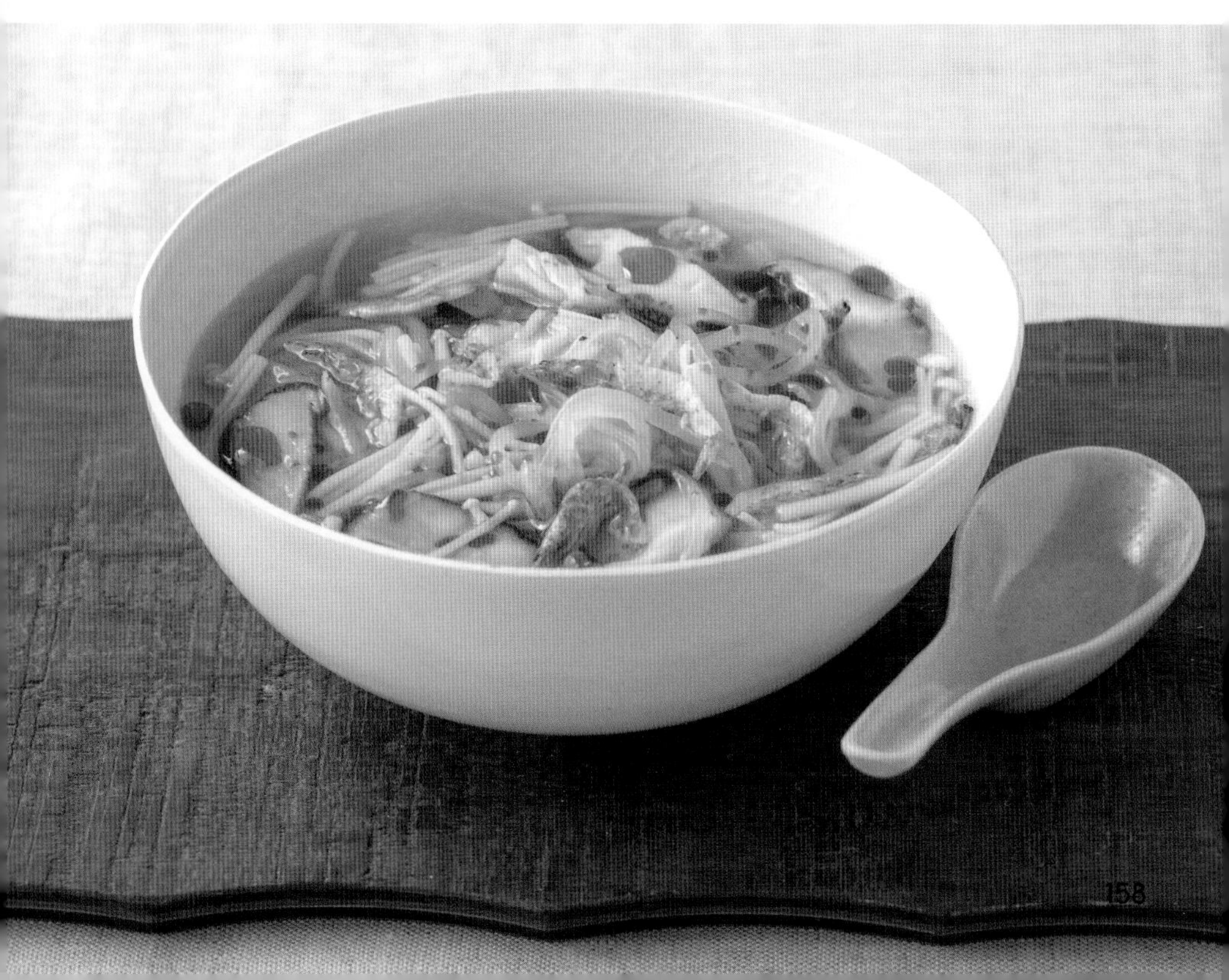

にらと納豆の相性バツグンのスープ

# にら
# 納豆スープ 冬

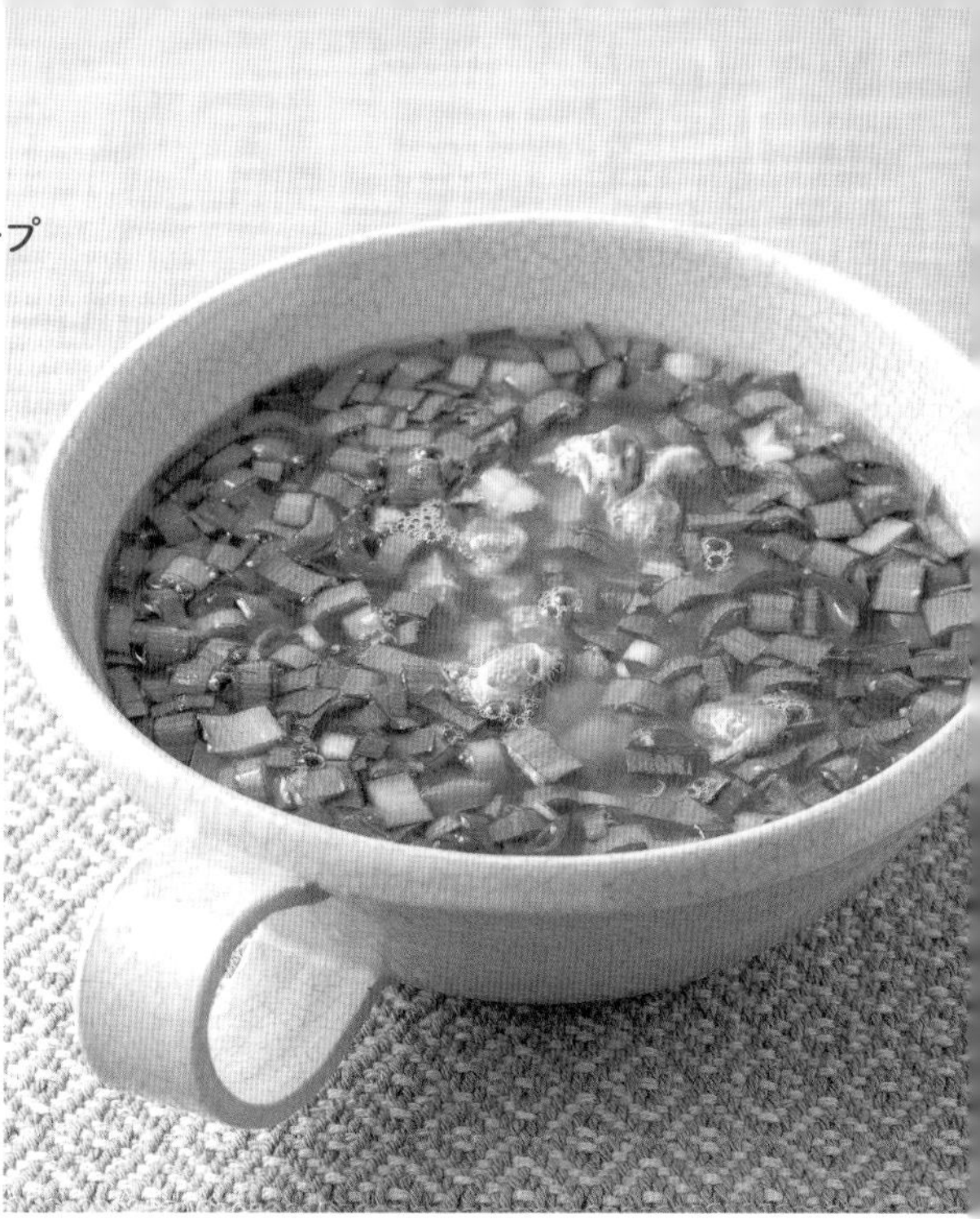

◆ 材料（1人分）

みそベース…大さじ1
にら…20g
納豆…1パック（40g程度）
熱湯…150㎖

◆ 作り方

1 にらは細かく切る。
2 器に、みそベース、1、納豆を入れ、熱湯を注ぐ。

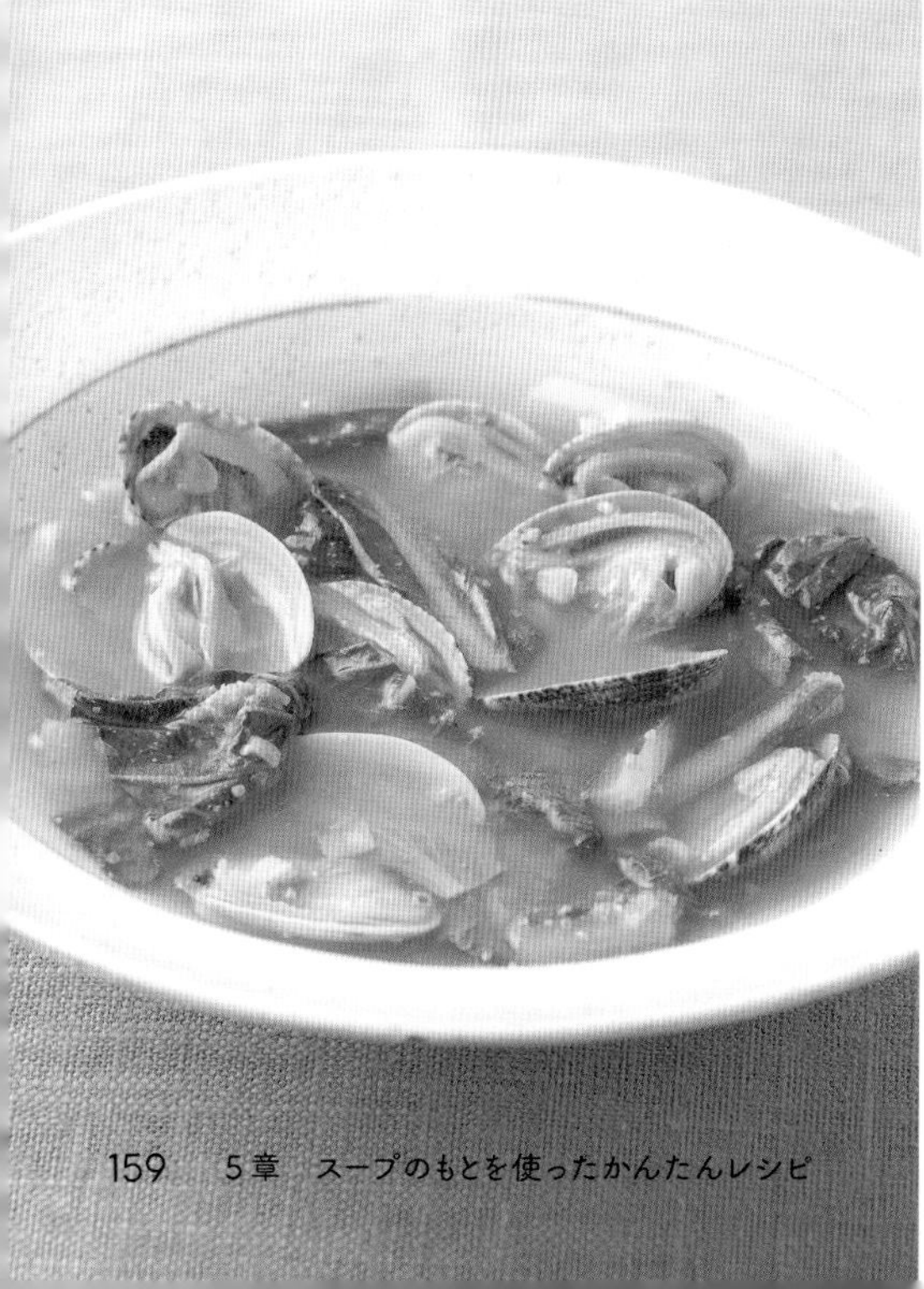

あさりとごまの香りが食欲をそそる

# あさりと小松菜の
# ごまスープ 冬

◆ 材料（1人分）

みそベース…大さじ1
あさり（殻付き。砂抜き済）…60g
小松菜…40g
白すりごま…大さじ1
水…200㎖

◆ 作り方

1 小松菜は4㎝長さに切る。
2 鍋に水とあさりを入れて蓋をし、中火にかける。
3 貝が開いたら1を加え、みそベースを溶き入れ、すりごまを加える。

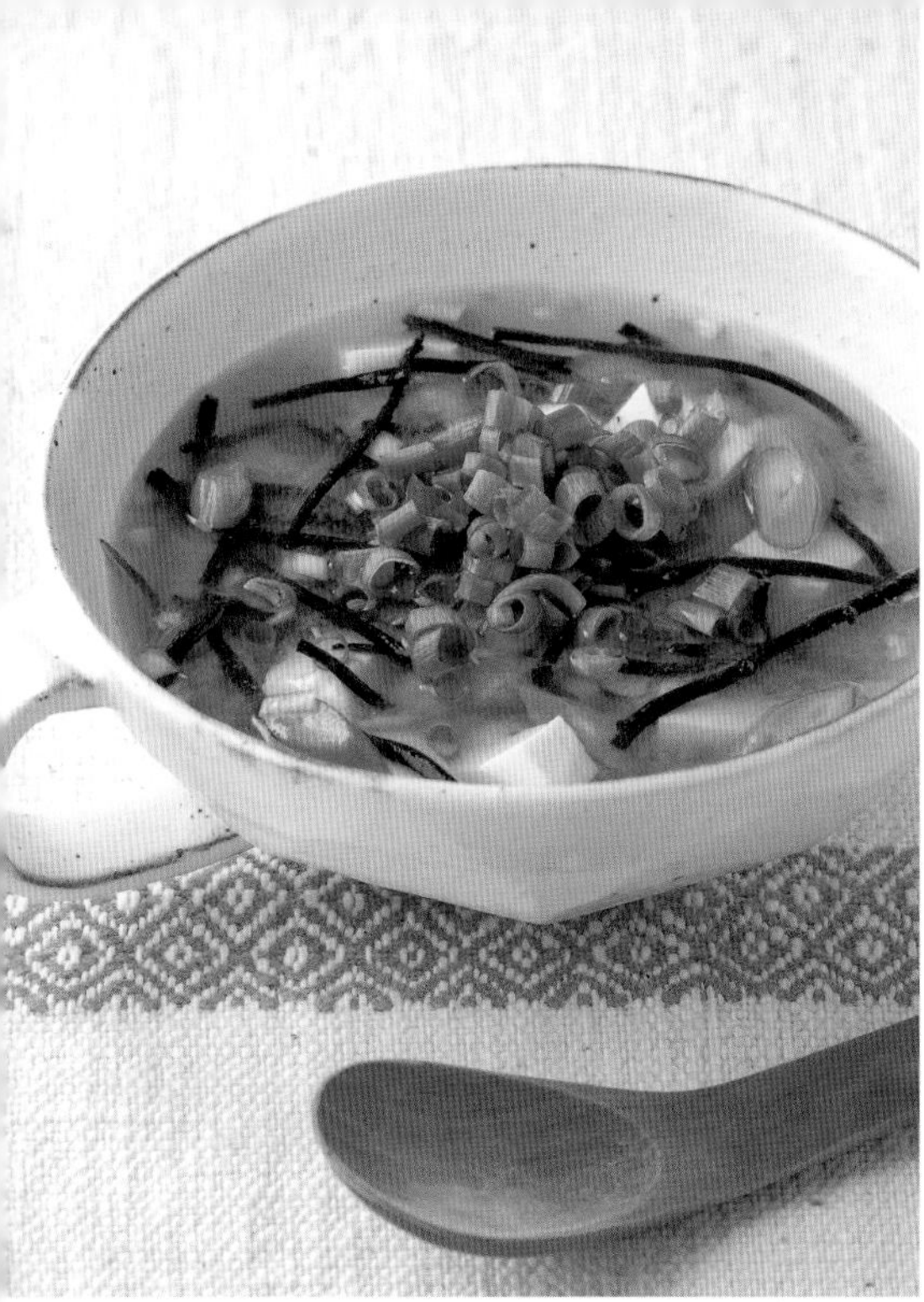

さまざまな栄養が一皿に凝縮！

## ひじきと豆腐のみそスープ all

### ✦ 材料（1人分）

みそベース…大さじ1
絹豆腐…50g
ひじき（乾燥）…2g
いんげん…2本
小ねぎ…5g
熱湯…150㎖

### ✦ 作り方

1 ひじきはぬるま湯で戻し、よく洗い水けをきる。絹豆腐はさいの目切りに、いんげんはゆでて3㎝幅の斜め切りにする。

2 器に1とみそベースを入れて熱湯を注ぎ、小口切りにした小ねぎを散らす。

食欲がわかない夏でもペロリと食べられる

## せん切り野菜のツナみそスープ 夏

### ✦ 材料（1人分）

みそベース…大さじ1
ツナ缶（水煮）…30g
にんじん…10g
レタス…30g
いんげん……1本
水…200㎖

### ✦ 作り方

1 にんじんとレタスはそれぞれせん切りに、いんげんは斜め薄切りにする。

2 小鍋に水、1とツナ缶を入れ、中火にかける。あたたまったらみそベースを溶き入れる。

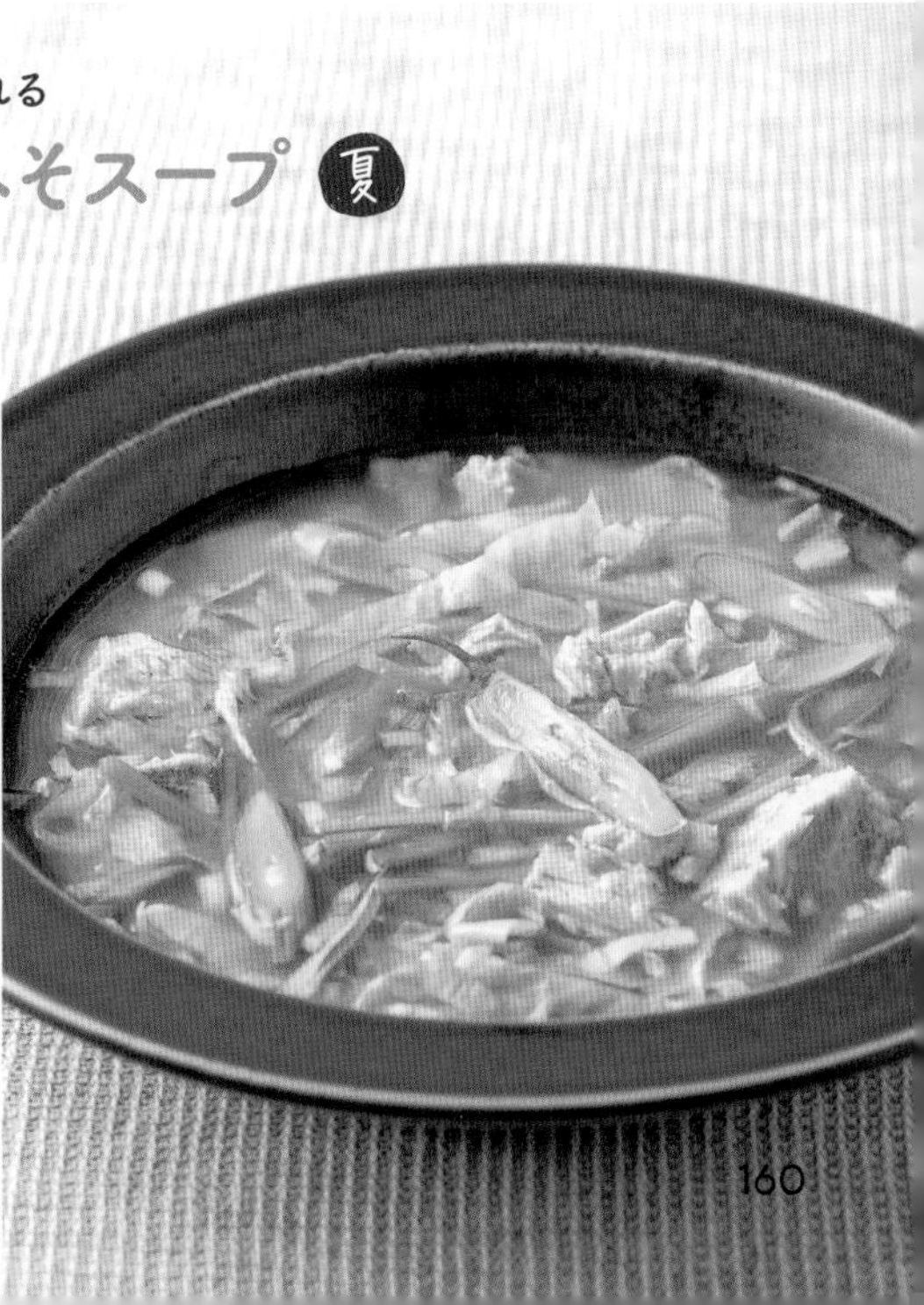

ふわふわの豆腐団子が入ったボリュームあるスープ

# 豆腐団子とチンゲン菜のみそスープ all

### ✦ 材料（1人分）

みそベース…大さじ1
木綿豆腐…50g
鶏ひき肉…50g
塩…小さじ1/5
こしょう…少々
チンゲン菜…50g
にんじん…20g
しいたけ…1個
水…200㎖

### ✦ 作り方

1 ボウルに豆腐、ひき肉、塩、こしょうを入れて混ぜ、4等分にし丸める。

2 チンゲン菜はざく切りに、にんじんは拍子木切りに、しいたけは薄切りにする。

3 鍋に水を入れて中火にかけ、ひと煮立ちさせたら1を加えて3〜4分煮る。

4 2を加え、野菜に火が通ったらみそベースを加えて溶かす。

おそうじポイント！

**抗酸化成分がしっかりとれる**

チンゲン菜やにんじん、しいたけには抗酸化成分であるβカロテン、ポリフェノール、ビタミンDが多く含まれています。

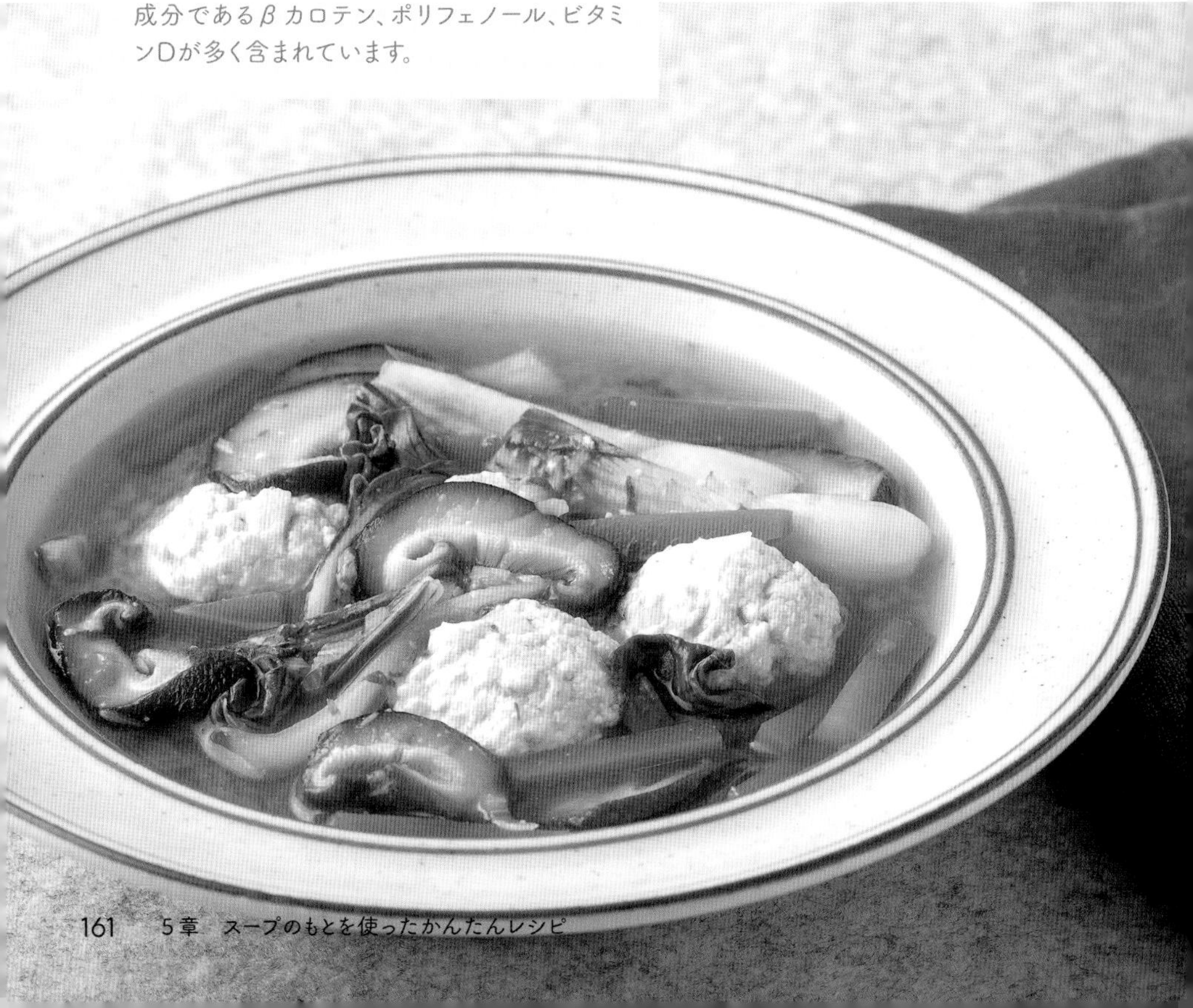

スープのもと②

野菜のうまみがギュッとつまった

# キャロットベース

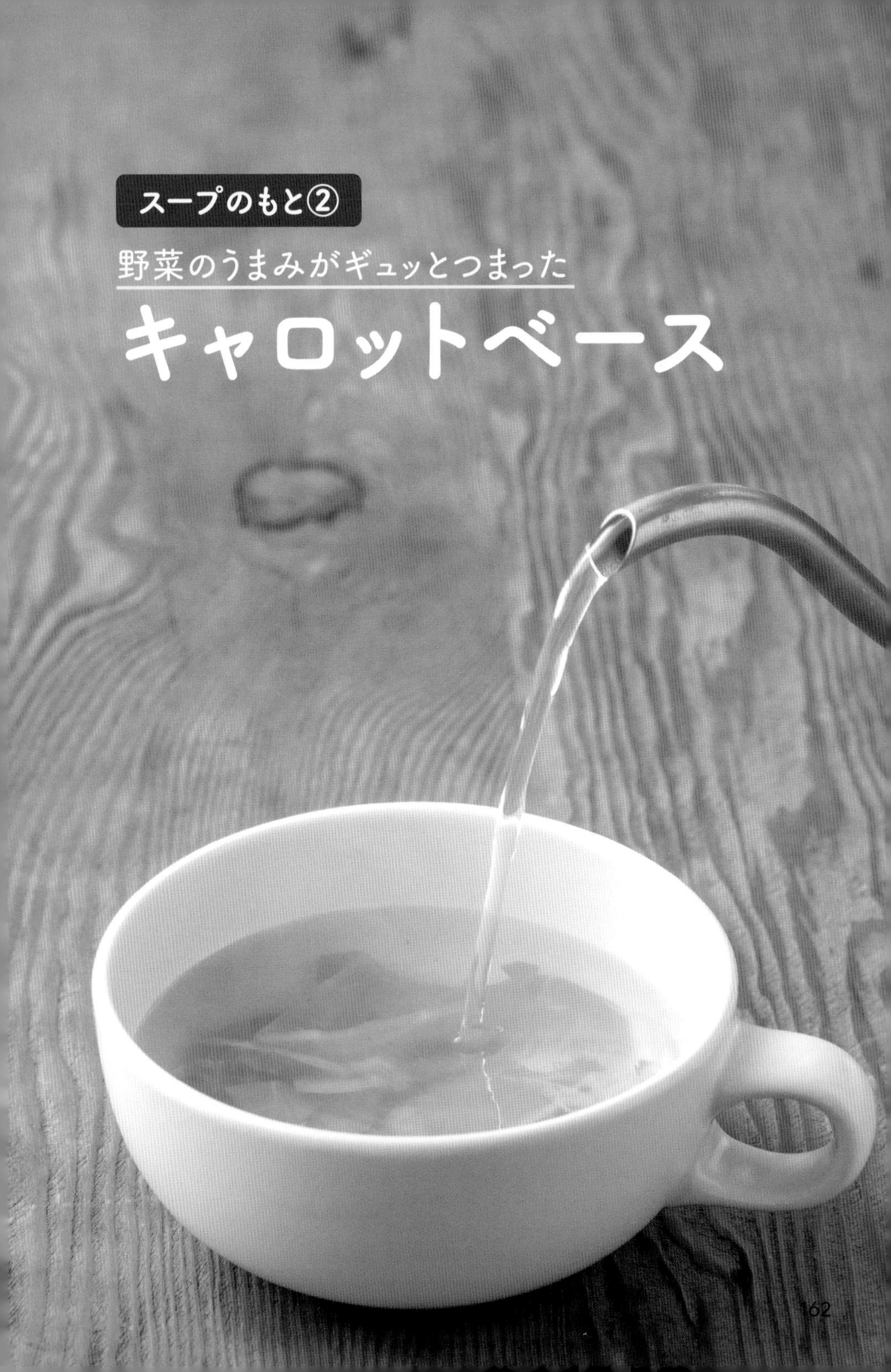

# 「キャロットベース」のつくり方

**材料(作りやすい分量)**

にんじん…500g
たまねぎ…200g
塩…大さじ1
水…200㎖

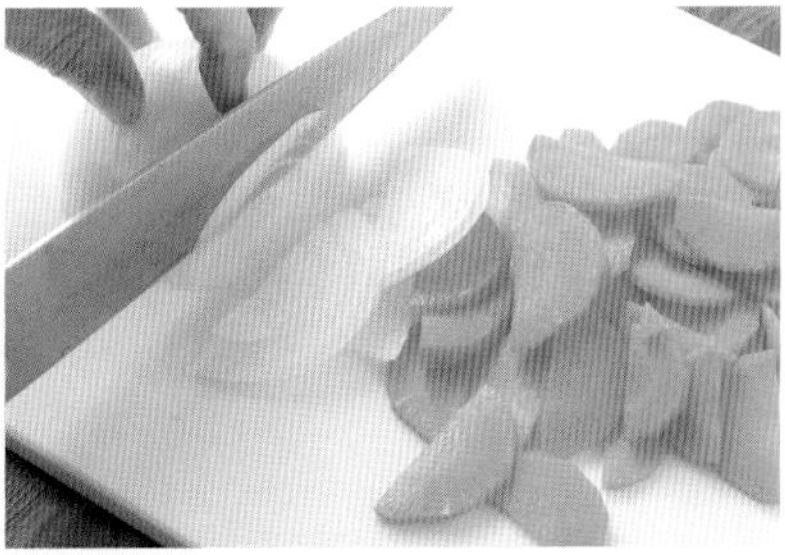

たまねぎは
薄切りにしたほうが
甘みがアップ!

**1** にんじんとたまねぎを
それぞれ薄切りにする。

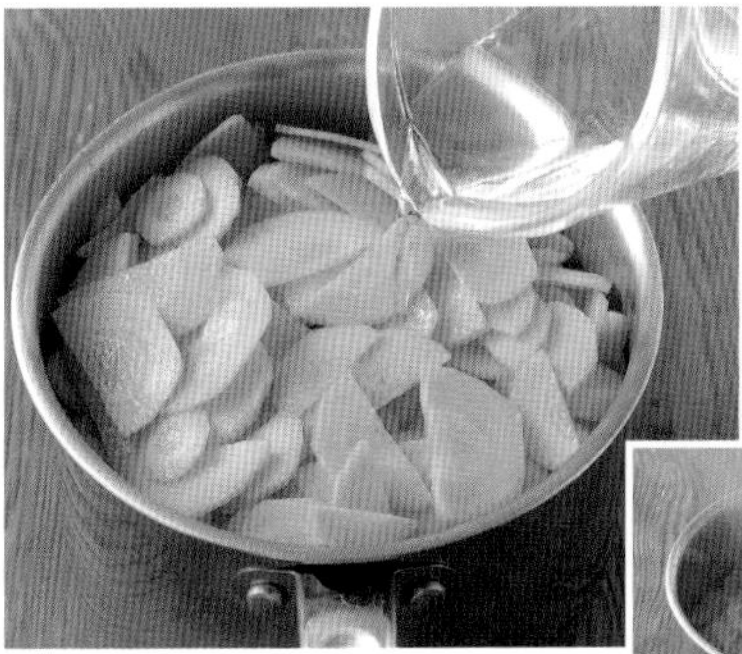

**2** 鍋に入れて
蒸し煮にする。

鍋にたまねぎ・塩大さじ1/2を入れ、サッと混ぜる。にんじんを上にのせ、水100㎖を加えて蓋をし、弱火で20〜25分加熱する。全体を一度混ぜ、水100㎖・残りの塩大さじ1/2を加え、さらに10分煮る。

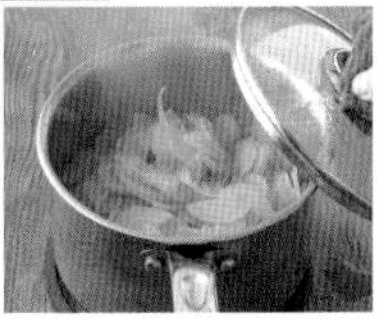

できあがり

＼完成!／

**3** 保存容器に入れる。

冷蔵室で3〜4日
冷凍室で2〜3週間
保存が可能

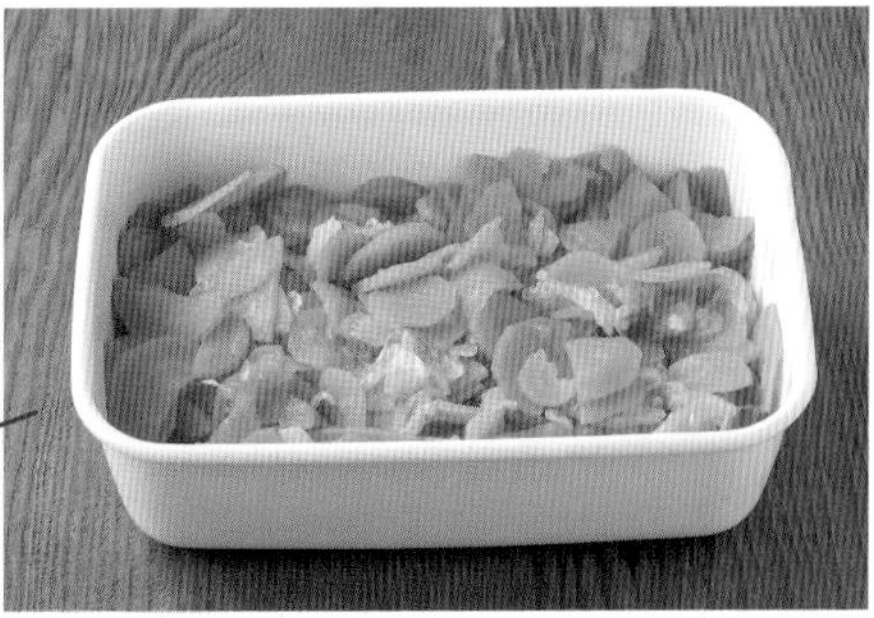

## 「キャロットベース」ここがすごい!!

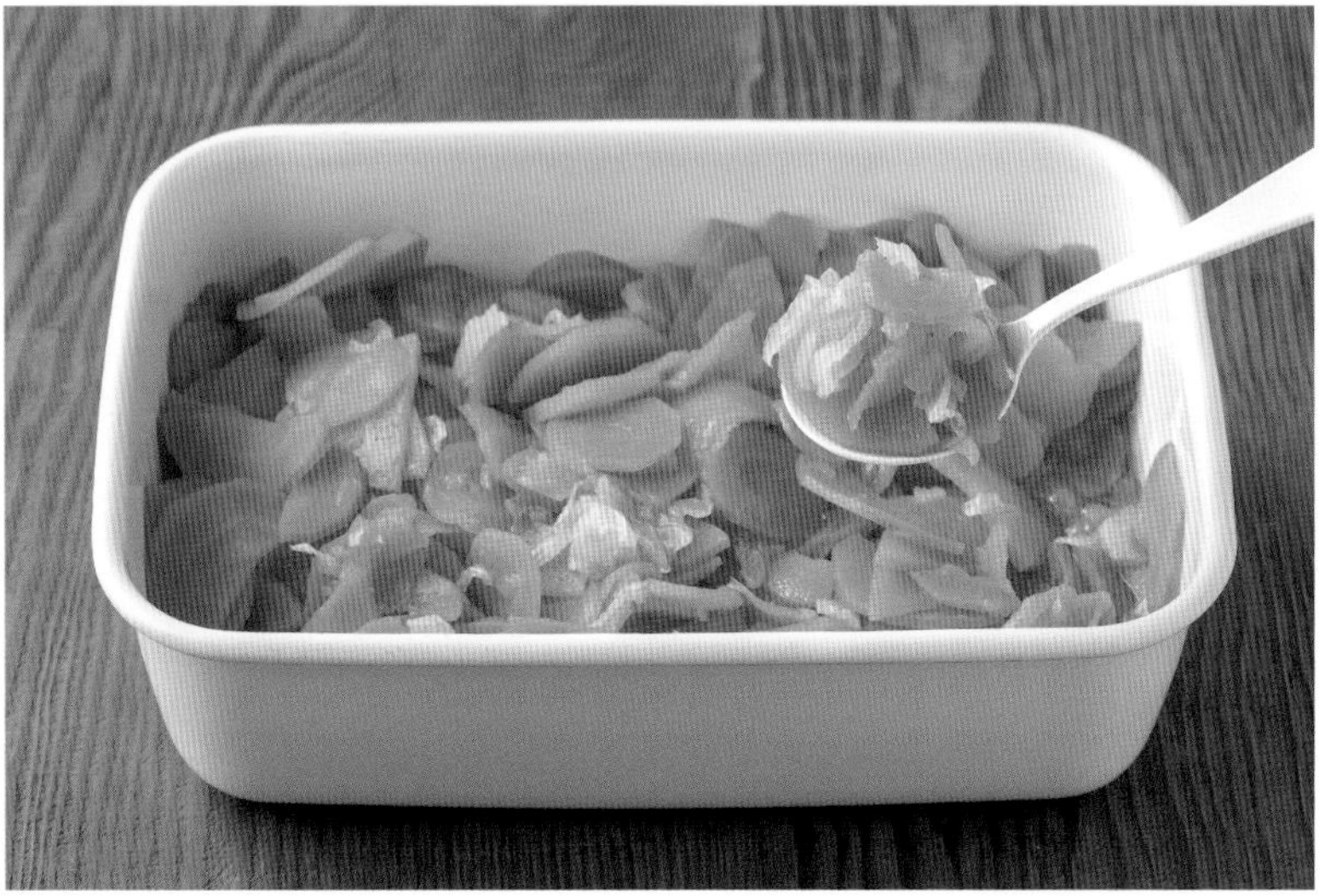

野菜の
うまみが
詰まっている

お湯を注ぐ
だけでも
具入りスープが
完成！

だしをとる
必要なし！

洋風でも
和風でも
味が自在に
変えられる

にんじんと
たまねぎだから
具に野菜を
入れなくても
OK

冷蔵室で冷やして食べてもおいしい

# かぼちゃのポタージュ 秋

◆ 材料(1人分)

キャロットベース…大さじ2
かぼちゃ…80g
豆乳(成分無調整)…150㎖
全粒粉パン…適宜

◆ 作り方

1 かぼちゃを耐熱容器に入れてラップをし、電子レンジ(600W)で3分加熱する。

2 皮の部分を取り除き(トッピングに使う)、キャロットベースを加えてつぶす。

3 小鍋に 2 と豆乳を入れ、温める。

4 器に盛り、細切りにしたかぼちゃの皮をトッピングする。全粒粉パンをあわせてもOK。

おそうじポイント!

**かぼちゃの皮も捨てずに使う**

かぼちゃでスープをつくるとき、皮は捨てがちですが、皮にもβカロテンやビタミンCが豊富。皮は細切りにしてトッピングすることで、あますことなく食べられます。

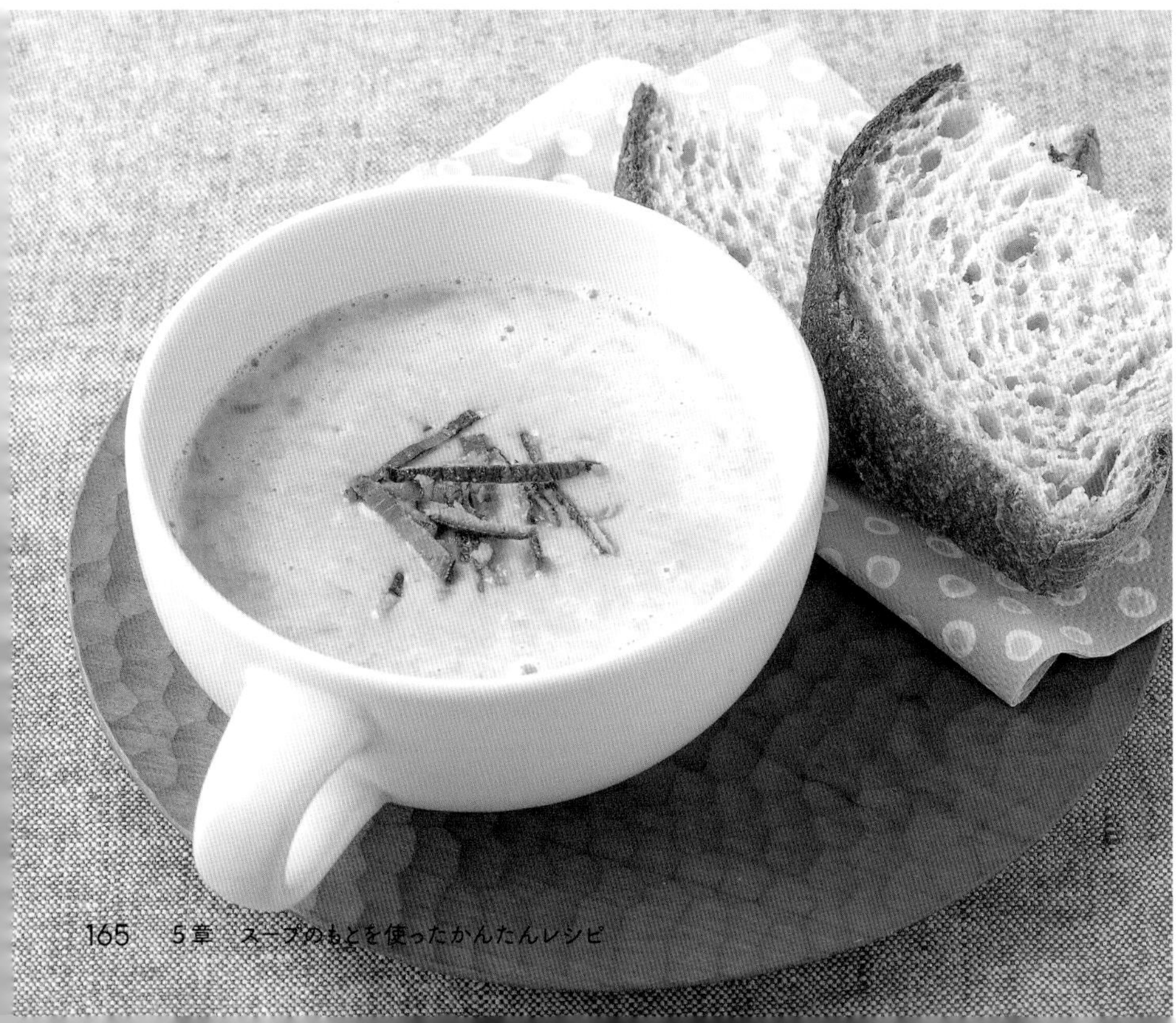

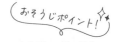

梅干しの酸味がスープの味を引き立てる

## かきたま梅スープ all

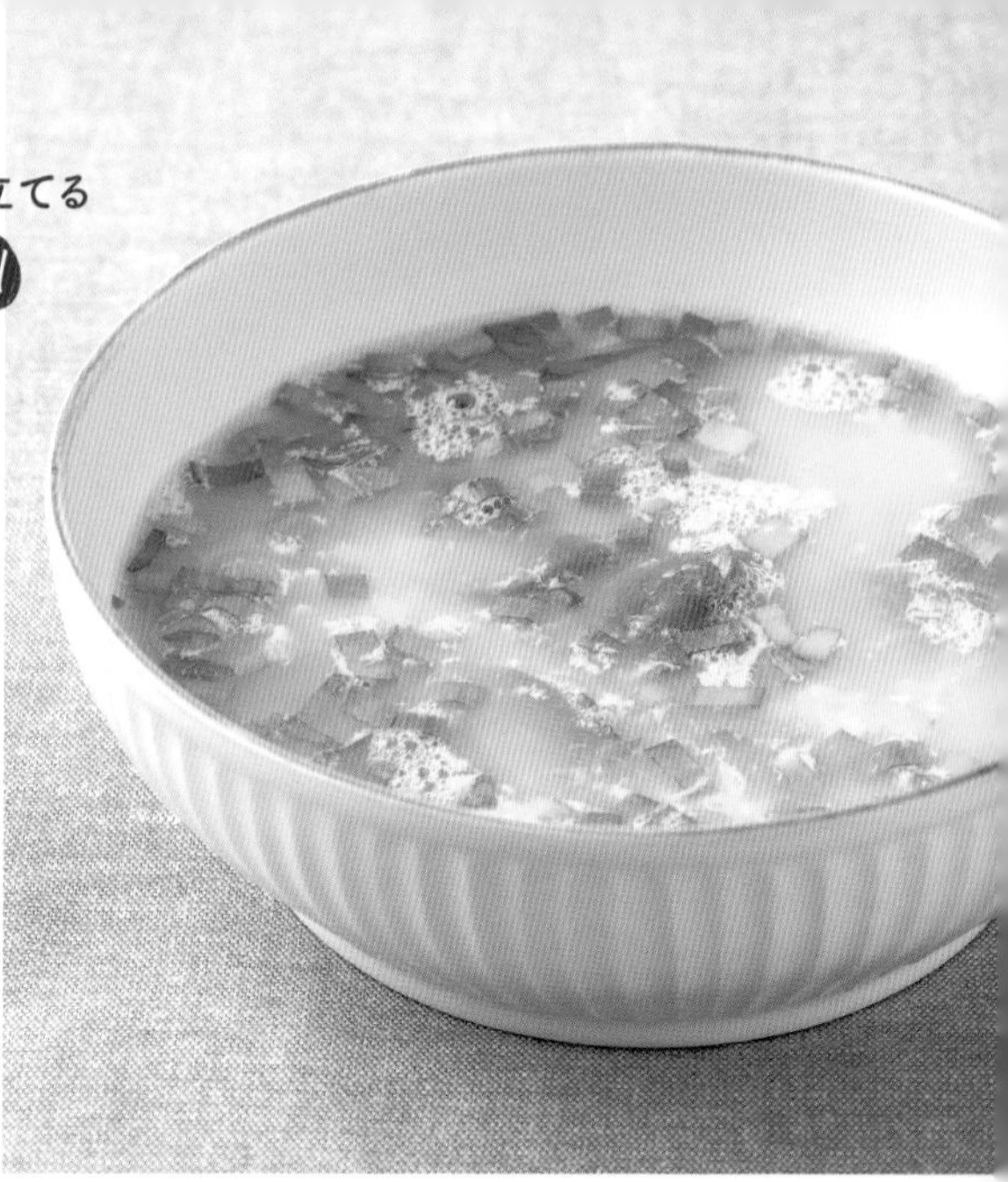

◆ 材料（1人分）

キャロットベース…大さじ2
卵…1/2個
梅干し…1/2個
にら…10g
熱湯…200㎖

◆ 作り方

1 にらは食べやすい長さに切り、卵は溶いておく。

2 器に1とキャロットベース、梅干しを入れ、卵めがけて熱湯を注ぐ。

具だくさんで食べごたえあり

## サバ缶の酸辣湯風スープ all

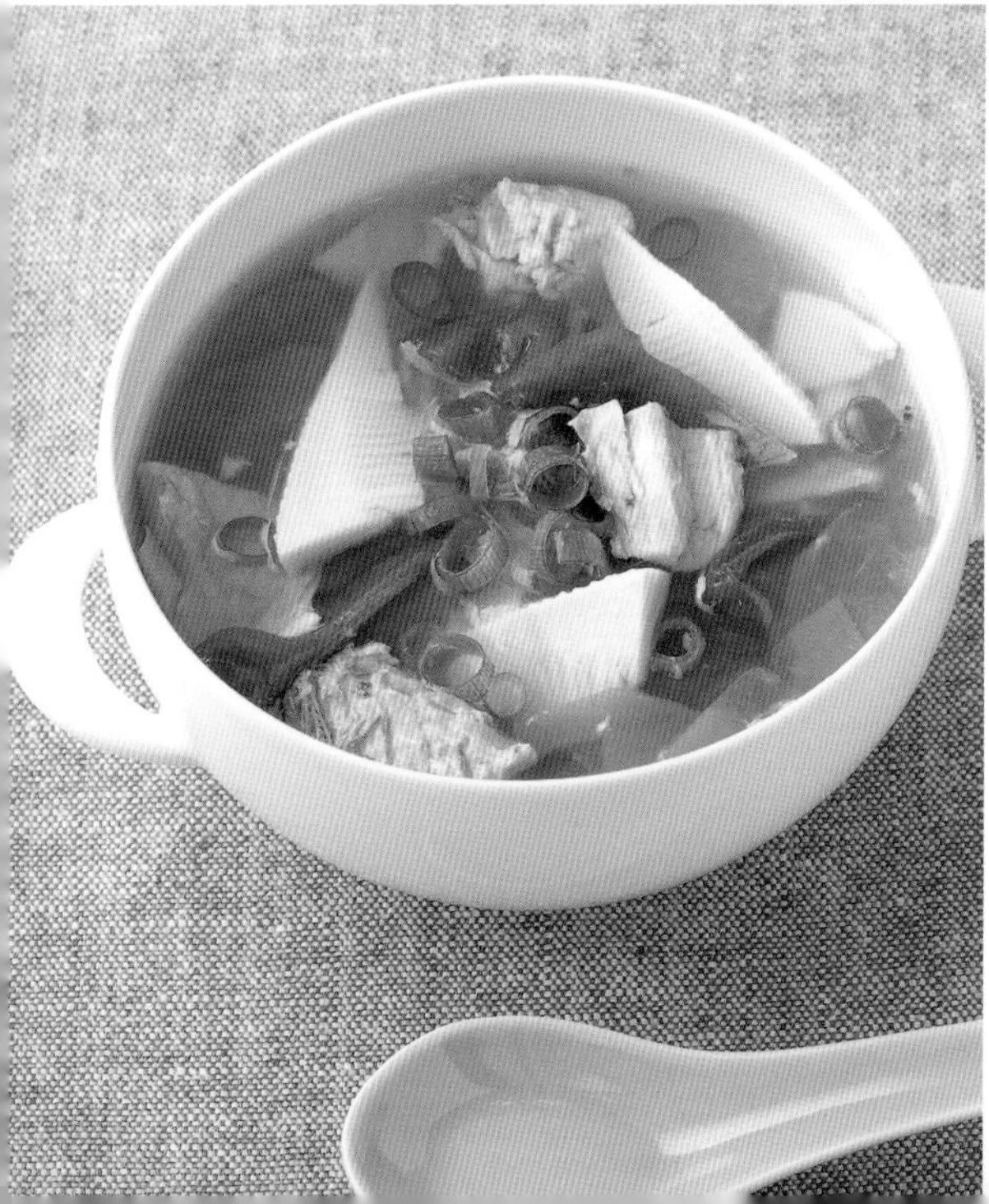

◆ 材料（1人分）

キャロットベース…大さじ2
サバ缶（水煮）…80g
きくらげ（生）…20g
ゆでたけのこ…20g
穀物酢（または黒酢）…小さじ1
しょうゆ…小さじ1/2
水…150㎖
小ねぎ…適量

◆ 作り方

1 たけのこは食べやすい大きさに切る。

2 小鍋に1と酢、小ねぎ以外の材料を入れ、中火にかける。

3 沸騰したら火を止め、酢を回しかける。器に入れ、小口切りにした小ねぎを散らす。

海藻類がたっぷりとれる

## とろろ海藻スープ all

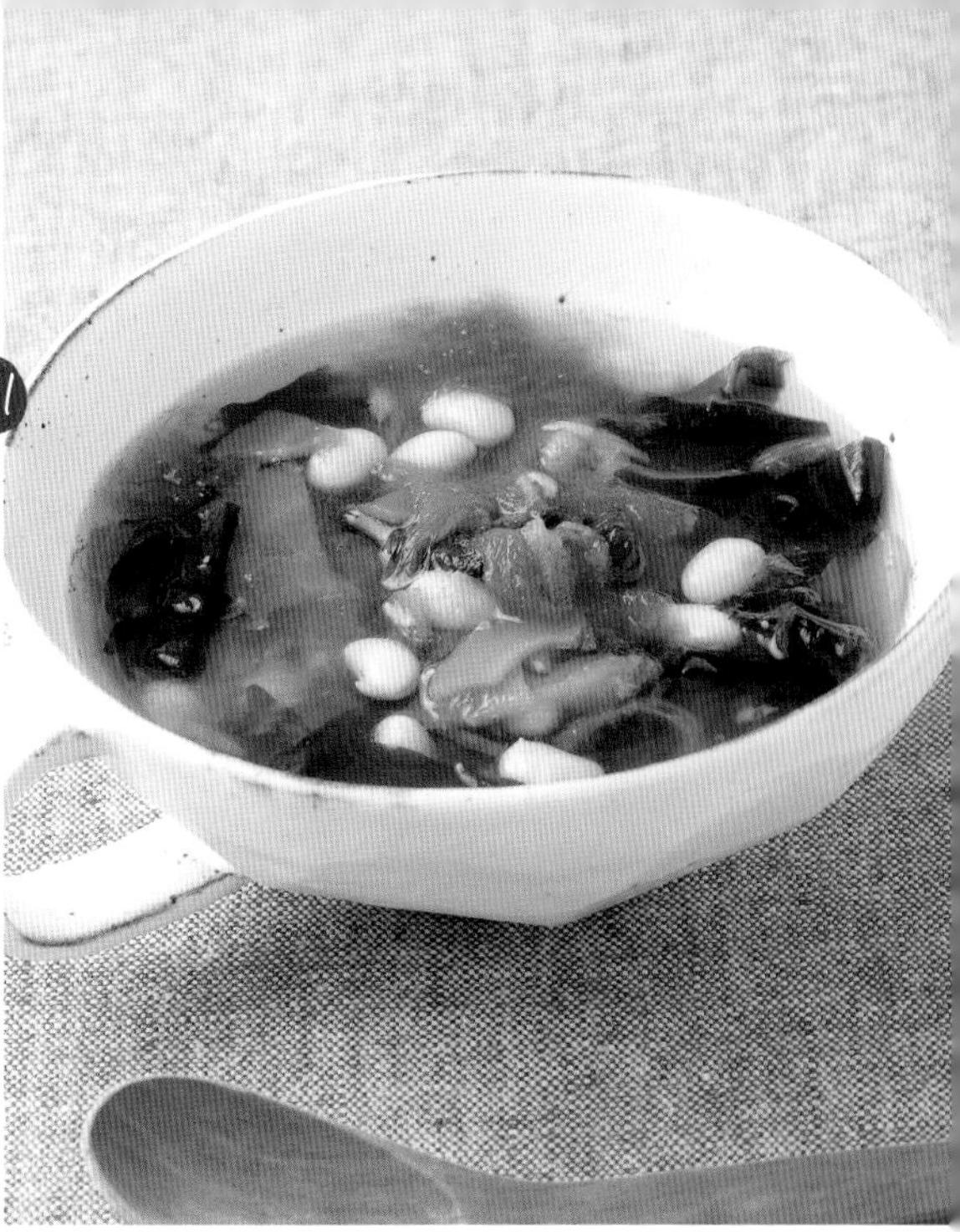

◆材料（1人分）

キャロットベース…大さじ2
とろろ昆布…3g
わかめ（乾燥）…1g
大豆（水煮）…30g
熱湯…200㎖

◆作り方

1 器に材料を入れ、熱湯を注ぐ。

鮭は崩しながら食べるとしっかり味のスープに

## 焼き鮭の呉汁風 all

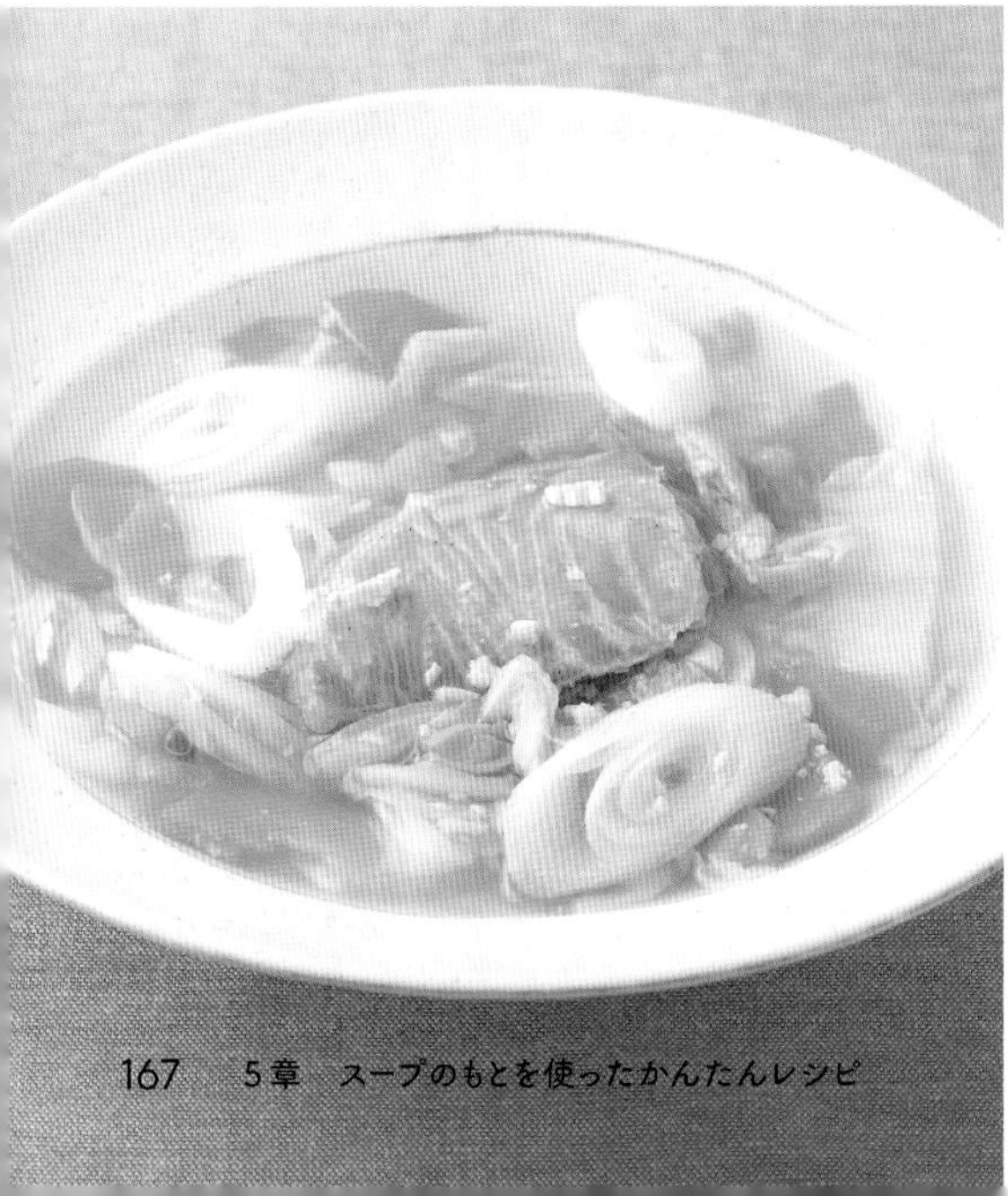

◆材料（1人分）

キャロットベース…大さじ3
焼き鮭…1/2切れ
大豆（ゆで）…50g
白菜…50g
長ねぎ…20g
水…200㎖

◆作り方

1 白菜はざく切りに、長ねぎは斜め切りにする。

2 小鍋に大豆を入れて粗くつぶし、水、キャロットベース、1を加えて中火にかける。

3 野菜に火が通ったら器に盛り、鮭をのせる。

野菜のうまみたっぷり
## ラタトゥイユ風 all

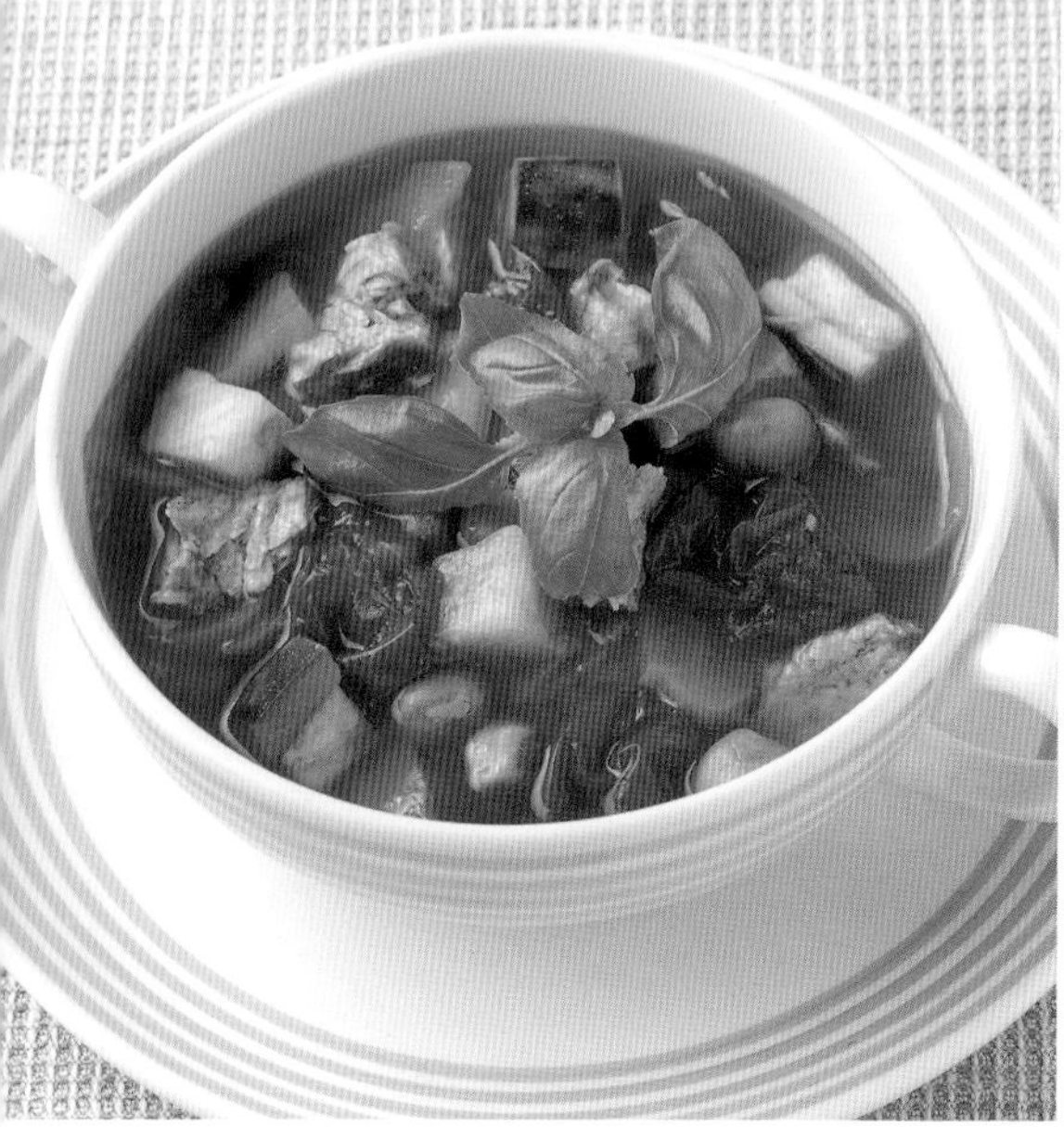

◆ 材料（1人分）

キャロットベース…大さじ2
トマトケチャップ…小さじ1
ツナ缶（水煮）…30g
ミックスビーンズ…50g
なす…30g
ミニトマト…3個
水…100mℓ
バジル…適宜

◆ 作り方

1 なすは1.5㎝角に、ミニトマトは半分に切る。

2 1とバジル以外の材料を耐熱容器に入れてラップし、電子レンジ（600W）で3分半加熱する。

3 器に盛り、好みでバジルをのせる。

抗酸化成分がたっぷり
## アボカドと豆のスープ all

◆ 材料（1人分）

キャロットベース…大さじ3
レッドキドニービーンズ（ドライパック）…40g
アボカド…1/4個
オリーブ油…小さじ1/2
熱湯…150mℓ
パセリ…適量

◆ 作り方

1 アボカドは1.5㎝角切りにする。

2 器に1とビーンズ、キャロットベースを入れ、熱湯を注ぐ。

3 オリーブ油をまわしかけ、細かく切ったパセリを散らす。

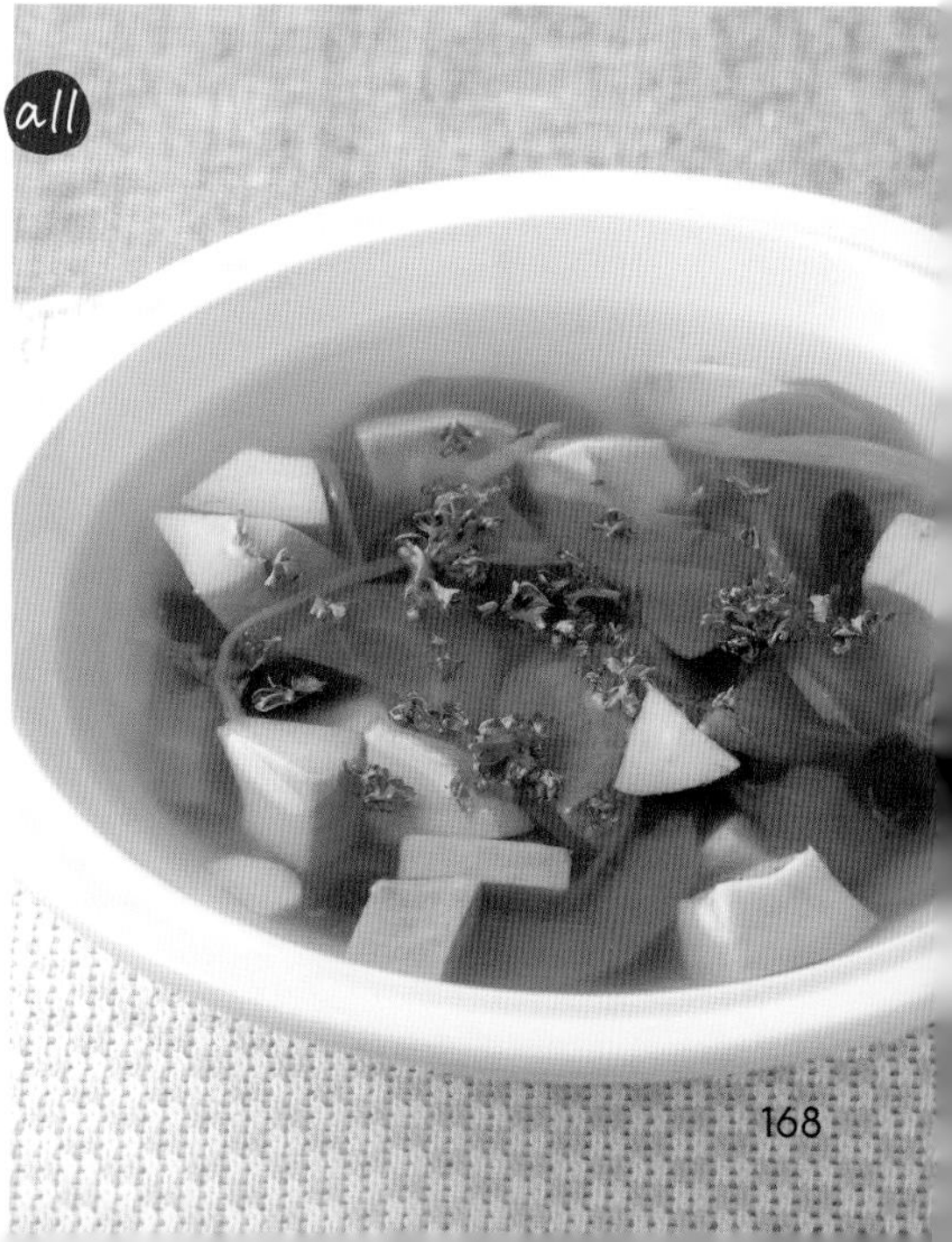

たんぱく質もとれて食べごたえバツグン

# 手羽先のコラーゲンスープ（サムゲタン風） all

◆ 材料（1人分）

キャロットベース…大さじ3
手羽先…2本
大根…50g
水…250mℓ
黒こしょう…適量

おそうじポイント！

**手羽先のだしで味に深みが出る**

手羽先を煮込むと、鶏だしがたっぷり出ます。一緒に煮込む大根に味がしみこみ、味わい深いスープが出来上がります。

◆ 作り方

1 大根はいちょう切りにする。
2 小鍋に水と手羽先を入れ、中火にかける。蓋をし、10分加熱する。
3 キャロットベースと1を加え、さらに蓋を少しずらして10分加熱する。
4 器に盛り、黒こしょうをふる。

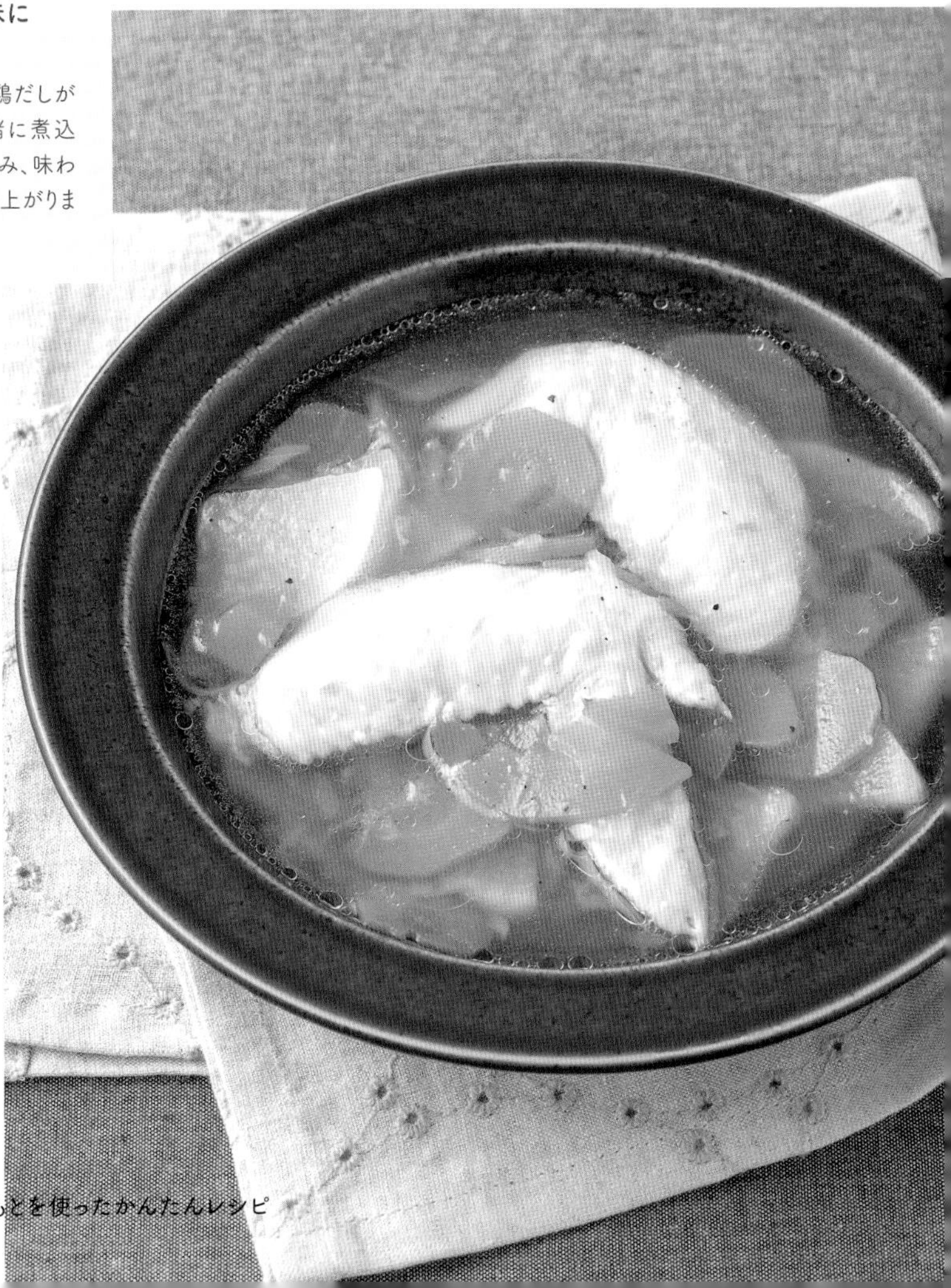

すりおろしにんじんが食べ応えあり!

## すりおろし キャロットスープ all

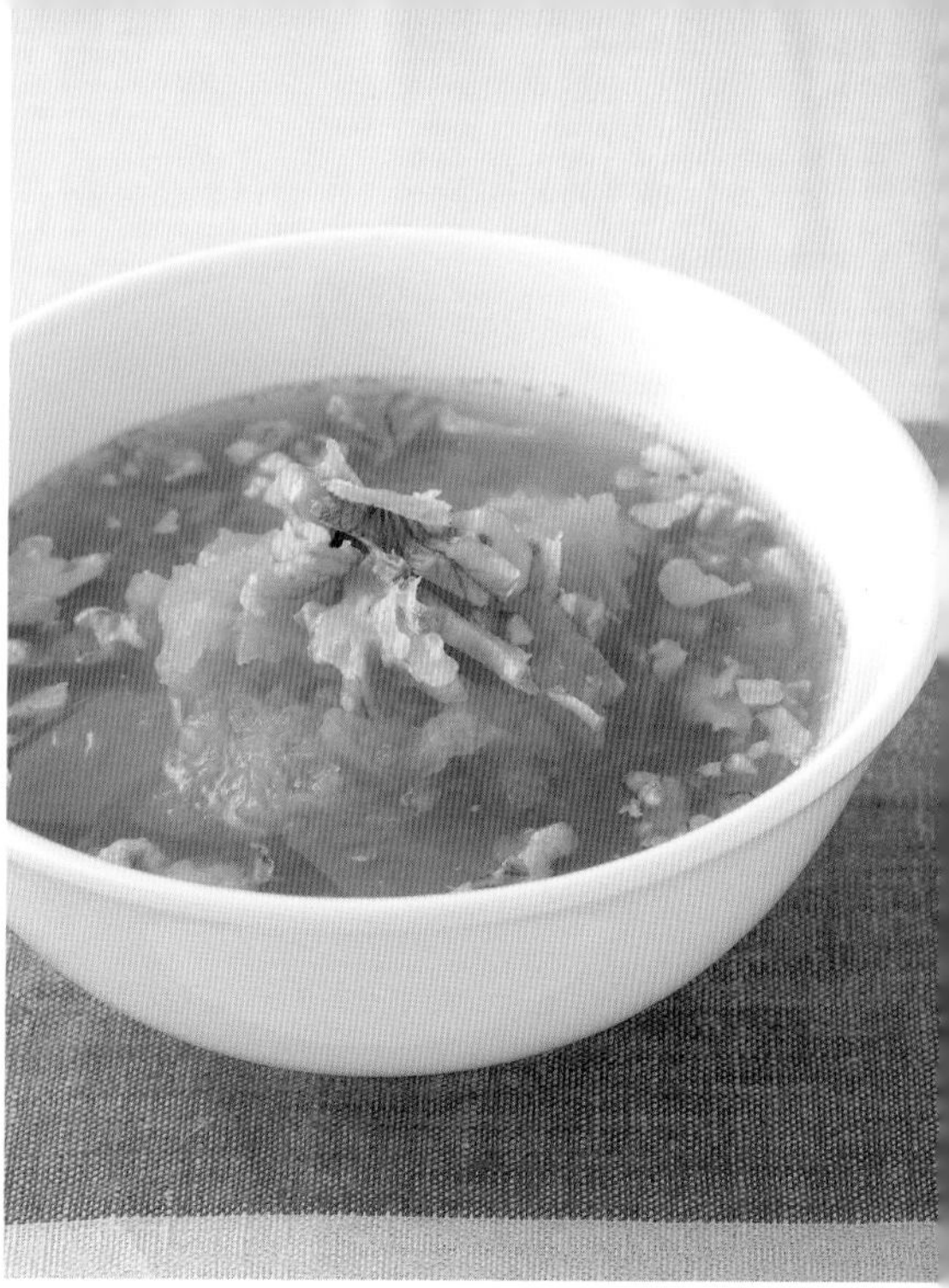

◆ 材料(1人分)

キャロットベース…大さじ3
にんじん(すりおろし)…大さじ3
くるみ…10g
水…150㎖

◆ 作り方

1 くるみは砕いておく。
2 鍋にキャロットベース、水、すりおろしたにんじんを入れて温め、器に盛る。
3 くるみを散らす。

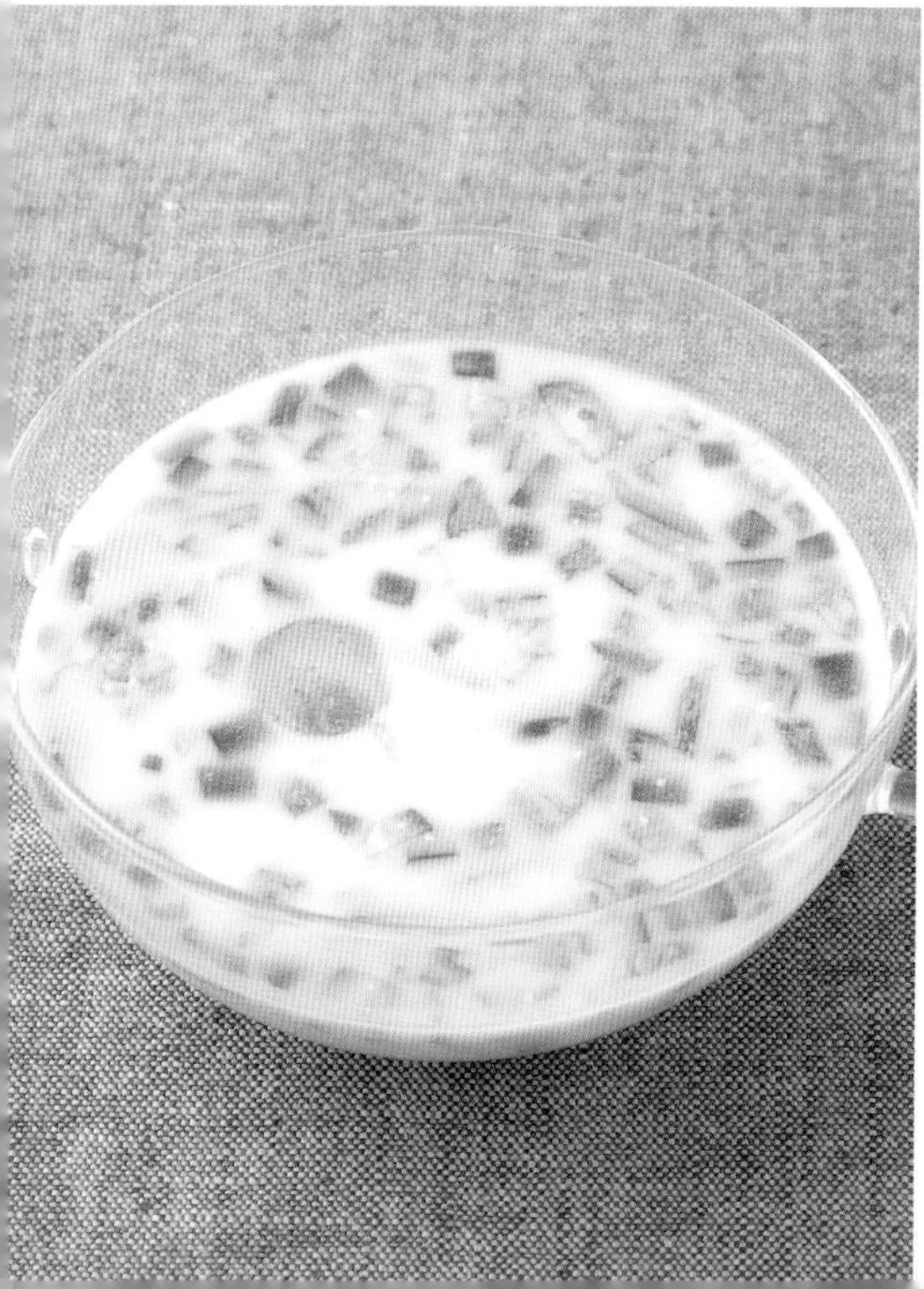

ピーマンは生のままスープに

## ヨーグルトの 爽やかスープ 夏

◆ 材料(1人分)

キャロットベース…大さじ3
ピーマン…1個
ヨーグルト(無糖)…大さじ4
亜麻仁油…少々
冷水…100㎖

◆ 作り方

1 ピーマンは5㎜角に切る。
2 器にキャロットベースと冷水を入れて混ぜる。
3 2にヨーグルトと1を加えて混ぜ、亜麻仁油を回しかける。

サラダ用雑穀を入れてリゾット風に

## 緑茶の塩オイルスープ 夏

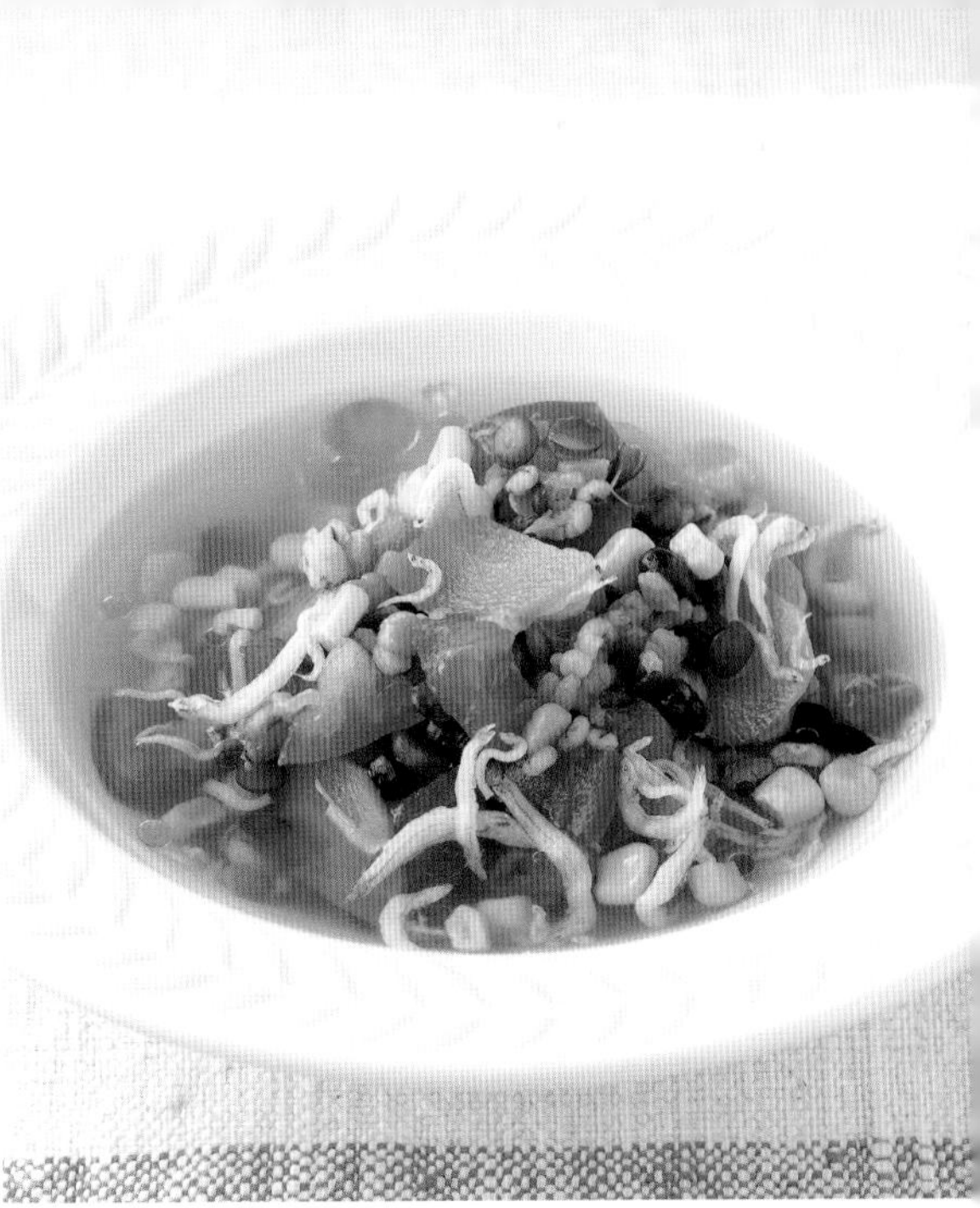

◆材料（1人分）

キャロットベース…大さじ2
トマト…50g
冷たい緑茶…150mℓ
サラダ用雑穀…40g
コーン…20g
ちりめんじゃこ…3g

◆作り方

1 トマトはざく切りにする。
2 器に1と材料を入れ、キンキンに冷やした緑茶を注ぐ。

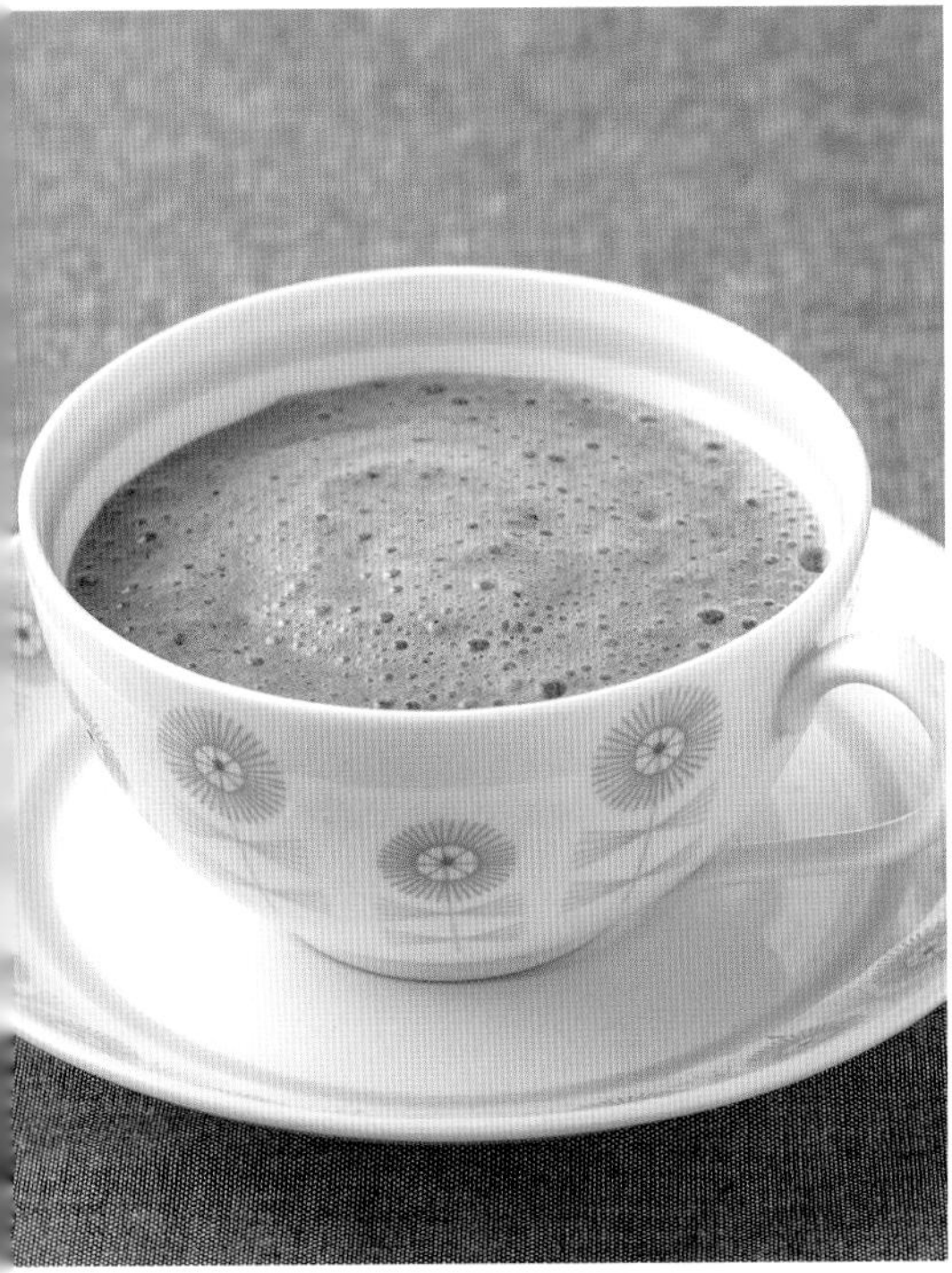

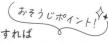

朝食にぴったり！

## 豆乳のベリースムージー風スープ all

◆材料（1人分）

キャロットベース…大さじ2
ブルーベリー（冷凍）…50g
豆乳（成分無調整）…100mℓ

◆作り方

1 材料すべてをミキサーかブレンダーにかける。

おそうじポイント！

**スムージーにすればたっぷりとれる**

アントシアニンたっぷりのブルーベリーは、冷凍ものを使えば手軽にでき、そのまま食べるよりスムージーにしたほうがたくさんとれます。

＼ほかにもいろいろある！／

# おすすめの“スープのもと”

“みそベース”“キャロットベース”以外にもある、おすすめの
スープのもとを4つ紹介します。どれも簡単で保存がきくものばかり。
しかも、ちょい足しでさまざまなスープに早変わりします！

## 1 自家製の具あり顆粒だし 海藻スープのもと

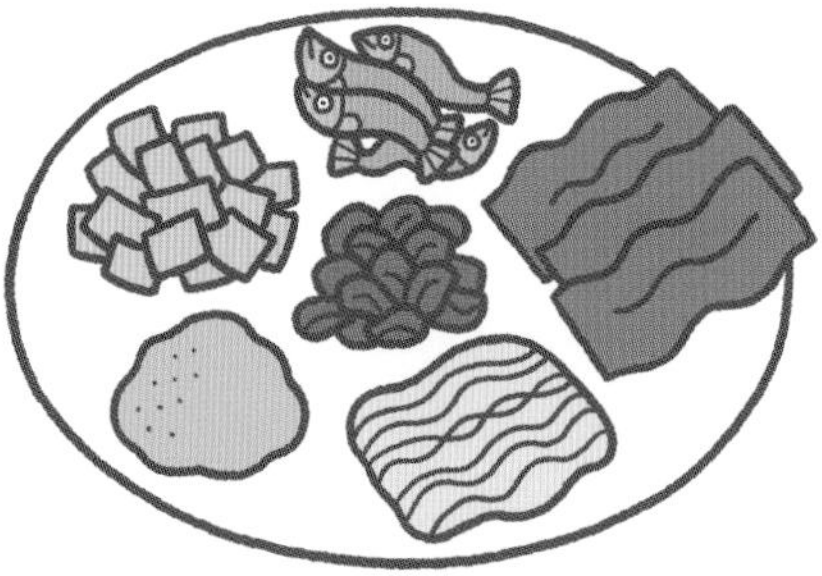

◆ 材料（作りやすい分量）

かつおぶし…20～30g
煮干し…5～10g
きざみ昆布…5～10g
緑茶…5g
わかめ（乾燥）…10g
とろろ昆布…20g

◆ 作り方

1 かつおぶし、煮干し、きざみ昆布、緑茶を乾煎りし、粉末にする（すり鉢でするか細かく刻むかミキサーにかける）。

2 乾燥わかめととろろ昆布を加え、密閉式の保存袋に入れる。

2～3週間
保存が可能！

カップに大さじ1と
熱湯150～
200ml加えるだけで
ミネラル＆食物繊維
たっぷりスープに！

アレンジレシピ

◎乾物の海藻と少しのごま油に熱湯を注ぐと、**中華スープ**に。

## 2 緑黄色野菜中心の煮込み風

# 具だくさんの刻み野菜スープのもと

◆材料（作りやすい分量）

たまねぎ…100g
ブロッコリー…100g
にんじん…50g
かぼちゃ…100g
大根…100g
ごぼう…50g
水…200ml
塩…小さじ1と1/2

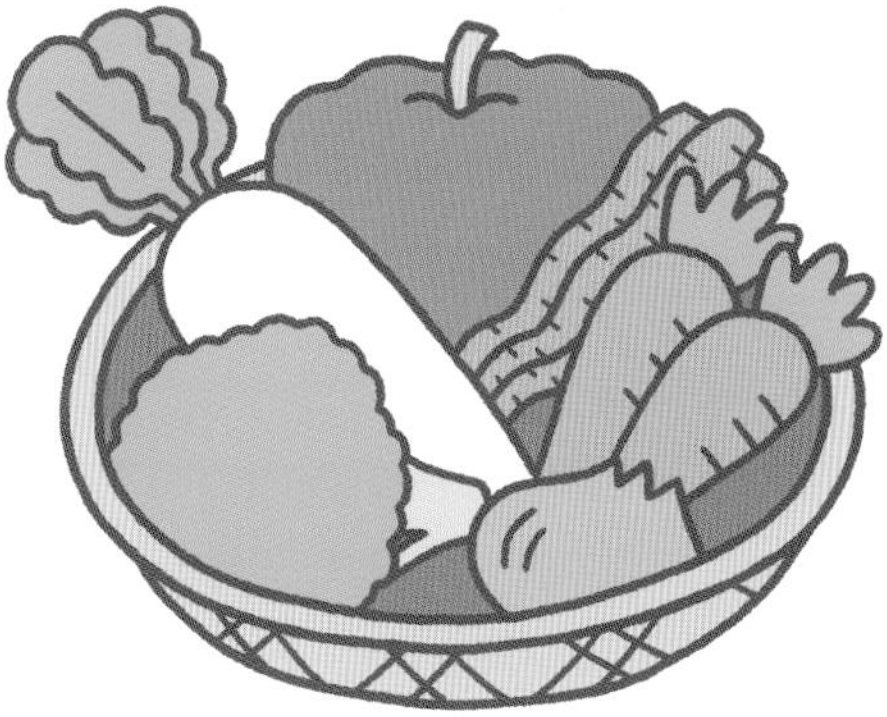

◆作り方

1 すべての野菜を1cm〜2cm角に切る。

2 鍋に1を入れ水を加え、塩をふる。蓋をし、火にかける。沸騰したら弱火で20〜30分加熱する。

保存容器に入れ、冷蔵室で3〜4日保存が可能！

山盛り大さじ4と熱湯100ml、他の具材をプラスして楽しむ！

アレンジレシピ

◎カレー粉を加えて**スープカレー風**に。
◎粉チーズや七味、黒こしょうを加えても。

3 ミネラルと食物繊維たっぷり!

# すりおろし高野豆腐みそベース

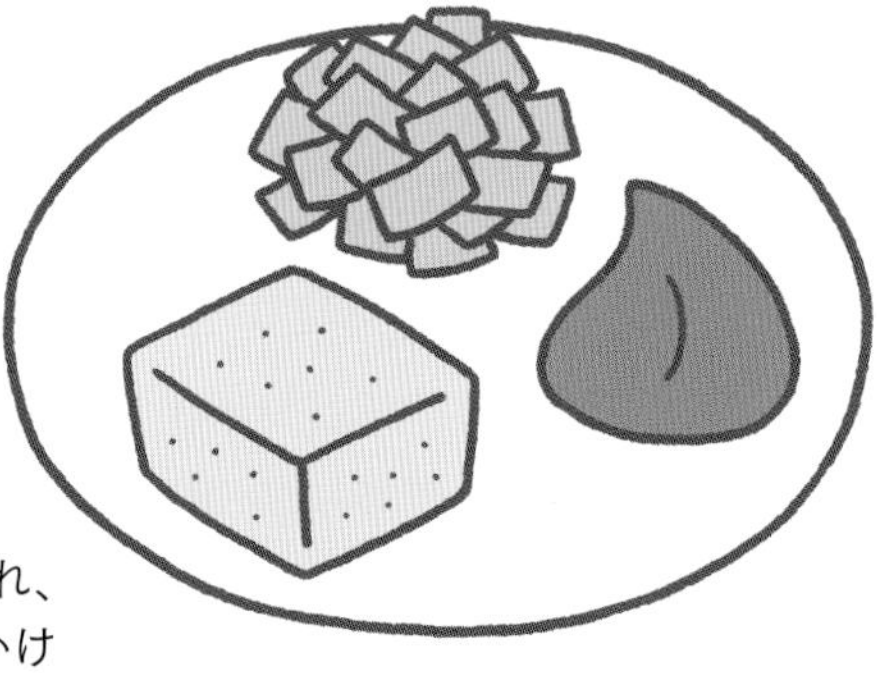

◆ 材料(作りやすい分量)

高野豆腐(すりおろす)もしくは
おからパウダー…大さじ5
かつおぶし…5g
みそ…大さじ5

◆ 作り方

1 かつおぶしは耐熱容器に入れ、電子レンジ(600W)に1分かけてカラカラにする。

2 すりおろした高野豆腐とみそ、1をまんべんなく混ぜる。

保存容器に入れて
冷蔵室で1週間
保存が可能!

大さじ2+
熱湯150mlを
加えるとトロミもつく。
大豆の香りも
Good

アレンジレシピ

◎温めた豆乳と白ごまを加え、ラー油を回しかけ、
**坦々スープ**に。

4 加熱しないので、リコピンがたっぷりとれる！

# まるごとトマトのスープのもと

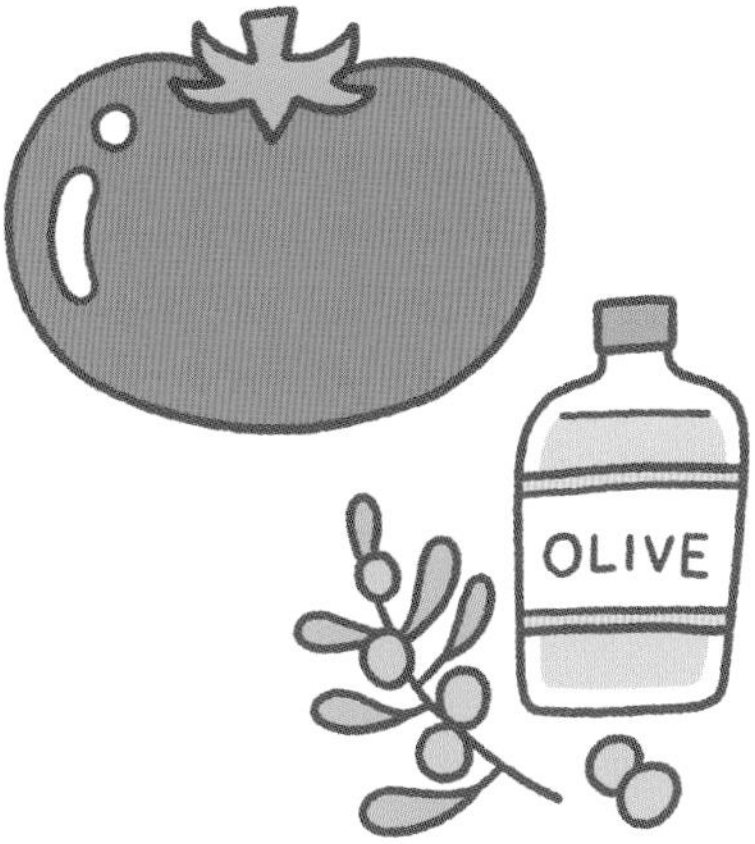


◆ 材料（作りやすい分量）

トマト…2個分（400g）
塩…小さじ2
オリーブ油…大さじ2

◆ 作り方

トマトを1㎝角の角切りにし、塩とオリーブ油と混ぜ合わせる。味がなじむまでしばらくおく。

保存容器に入れ、冷蔵室で2〜3日保存が可能！

大さじ3＋水100ml、うまみとして刻んだ昆布をプラスしても

アレンジレシピ

◎たまねぎときゅうりのみじん切り、水、酢を加えて**ガスパチョ風**に。
◎玄米ごはんを加えて**玄米リゾット**に。
◎バジルや大葉を加えても。

**監修**

**佐治直樹**（さじ・なおき）

国立長寿医療研究センター もの忘れセンター。兵庫県立姫路循環器病センター神経内科医長、川崎医科大学脳卒中医学特任准教授などを経て現職。もの忘れ外来で診療を担当し、認知症のリスク因子と予防、腸内フローラなどの関係論文多数。著書に『認知症専門医がみつけた！ 脳の寿命をのばす食べ方』（Gakken）。

参考文献
『酪酸菌を増やせば健康・長寿になれる』内藤裕二・著（あさ出版）
『すごい腸とざんねんな脳』内藤裕二・著（総合法令出版）

レシピ作成・料理　沼津りえ
デザイン　周玉慧
撮影　田辺エリ
スタイリング　宮沢ゆか
イラスト　マツムラアキヒロ
校正　遠藤三葉
編集協力　オフィス201（小形みちよ）、重信真奈美
編集担当　ナツメ出版企画（山路和彦）



本書に関するお問い合わせは、書名・発行日・該当ページを明記の上、下記のいずれかの方法にてお送りください。電話でのお問い合わせはお受けしておりません。
・ナツメ社webサイトの問い合わせフォーム　https://www.natsume.co.jp/contact
・FAX（03-3291-1305）
・郵送（下記、ナツメ出版企画株式会社宛て）
なお、回答までに日にちをいただく場合があります。正誤のお問い合わせ以外の書籍内容に関する解説・個別の相談は行っておりません。あらかじめご了承ください。

**かんたん！ おいしい！**
**腸《ちょう》が整《ととの》う まいにちスープ**

2023年12月5日　初版発行

監修者　佐治直樹《さじなおき》　Saji Naoki,2023
発行者　田村正隆

発行所　株式会社ナツメ社
東京都千代田区神田神保町1-52ナツメ社ビル1F（〒101-0051）
電話　03(3291)1257(代表)　FAX　03(3291)5761
振替　00130-1-58661
制　作　ナツメ出版企画株式会社
東京都千代田区神田神保町1-52ナツメ社ビル3F（〒101-0051）
電話　03(3295)3921(代表)
印刷所　ラン印刷社

ISBN978-4-8163-7448-7　Printed in Japan